これからの医療

5つの「患者力」が、あなたと医療を守る！

医学博士
永井 弥生
Nagai Yayoi

ごま書房新社

まえがき――医療者・患者双方が医療を支えていく時代

新型コロナが世の中を騒がせ始めた2020年2月、まだ全容のわからないウイルスの対策で、病院や保健所の体制は大きく揺らぎ出しました。

患者さんにとっても、発熱があると診てもらえない、検査ができない、入院できない、さらに社会では、初めての緊急事態宣言、経済はどうなっていくのか、言い知れぬ不安が広がりました。病気の不安のみならず、感染者への差別、中傷といった社会的な問題も多々生じました。

時を経て、対策も進み、新型コロナの対応の道筋はできたと思ったのもつかの間、感染流行の第3波第4波は、医療の体制を大きく揺るがしました。再開された経済活動も再度の制限で多くの人々が苦境に陥りました。

大都市では公立病院を中心に新型コロナ専門病院がつくられたものの、ベッドや対応する医療者の不足、これまでの日常とは同じにはいかない新しい状況に立たされました。

新型コロナを機に医療が抱える問題が多々噴出し、大きな転換期を迎えたと言えます。

一時、新型コロナ対応で経営困難に陥った病院もありますが、回復するところは回復し、患者さんが減少したままのところもあります。診療科にもよりますが、大きな流れとしては、受診する患者さんは減少している傾向です。

これは、新型コロナ以外の感染症などの病気が減っていることと、患者さん側の意識の問題、すなわち、なるべく病院に行かないようにしよう、という気持ちによるところもあるでしょう。

これからの医療をめぐる変化は、新型コロナの影響だけではありません。

高齢化社会がますます進む中、平均寿命は上がっていきます。しかし、健康寿命を延ばしたい、そのために何をすべきか、一人ひとりが考えるべき時代となっているのです。

新型コロナの時代、医療にはたくさんの感謝の声もいただきました。医療者が一番、力をいただく声です。

医療者は患者さんのために力を尽くす、声に耳を傾ける、もちろん大切なこととわかっています。しかし、どうにもならない事態が起こりうることを身をもって知った時期でもあります。

医療体制は進化しましたが、本当に充分なのかどうか、事態が起こってみないとわからないこともたくさんあります。

患者さんと医療者のトラブルと言えば、医療事故、医療紛争があります。

そこまで至らなくても、小さなトラブル、不満、不安、それを言えない、といった対応の問題は日常多々起こっているでしょう。

私は2014年に、群馬大学病院で問題となった医療事故を指摘し、その対応を行ってきました。なぜ、多くの問題が発覚しなかったのか。患者さんがきちんと言いたいことを伝えられる医療でなかったことは大きな問題でした。

きちんと言いたいことを伝えられるように、医療者は聴く姿勢を持つ必要があります。とは言っても、患者さんからは、なんでも伝えればよいというものではないでしょう。

本当に懸命な医療者が、患者とのやり取りの中で嫌な思いをし、現場を離れていくこともあるのです。どうにもならない状況もあるのです。

これからは、医療者・患者双方が医療を支えていく時代です。
新型コロナの時代は、自分自身のことを見つめ直す機会。
多くの変化、新たな気づきがあった方も多いでしょう
予期せぬ死がやってくるかもしれない。

どんなふうに死にたいですか？

どんなふうに生きたいですか？


医療には関わりたくないと思っても、関わってしまう状況は起こります。

医療は、あなたが生きる上で活用していただく大事な限られたリソース（資源）です。

私がお伝えしたいのは、こんな患者さんに出会うとうれしい、という医療者の想いでもあります。

自分を守り、医療を守る。それが、これからの「患者力」です。

医療も厳しい世界になると、淘汰されていきます。患者さんが選ぶのです。

これからの新しい医療との接し方、そのための「患者力」とは、これからの時代に必要な、あなたの人生を充実させる力でもあります。

2021年5月吉日

永《なが》井《い》弥《や》生《よい》

これからの医療❖もくじ

第2章　客観視する力
～医療を利用する、強くしなやかな自分を創ろう

第3章　対話する力
～自分が得する伝え方・聴き方を磨こう

第4章　自己責任力
～自分で選択して、覚悟を持とう

第5章　生きる力・死ぬ力
～医療は、あなたが生きるお手伝いをするだけ

第6章　これからの医療
～オンライン診療、デジタルヘルス、医療を上手に利用する

第1章　備える力

～医療の状況を知って、
日頃から準備しよう

❖どうにもならない状況は、いつでも来る！

「自分のこと、大事にしていますか？」


そう問うと、あなたは、それは独りよがりだと感じますか？

でも、一人ひとりが自分を大事にしたら、いろいろな問題は解決するのです。そして、自分を大事にしているから、人にも優しくなれるのです。


何をするにも健康でなければ思いきりできない。だから具合が悪ければ医療を頼るのですが、その医療が、ちょっとしたきっかけで、なんとも厳しい状況になることがわかりました。

２０２０年、新型コロナ感染症が広まった第一段階、医療機関では検査は自由にできない、発熱者の対応のために特別な手順を取る、取れない病院やクリニックでは患者を診ない、発熱難民という状況、そして重症者が入院できない、自宅待機の患者が死亡というニュース……。

どの程度の感染力なのかわからない状況に、多くの人が脅威を感じました。

夏の第2波、感染者は夏でも多い、でも死亡率は低いじゃないか、若者は大丈夫じゃないか、高齢者だけ気を付けて、どんどん出かけようという空気になりました。

経済が止まってしまうデメリットの大きさは、多くの人が感じたことでしょう。もちろん、時間の経過の中で、医療体制も当初の混乱ほどではなく対策が進みました。

そして第3波第4波と、整えたはずの医療体制もひっ迫しました。

感染者が増えれば重症者も増えます。時間はあったのだから対応できるのは当然のように思われるかもしれませんが、追い付きませんでした。

よくインフルエンザと死亡数を比較されましたが、インフルエンザが流行しても、その重症者で集中治療室がいっぱいになってしまうなんていうことはありませんでした。

新型コロナは、有事の特別な状況と思うかもしれません。でもこれと同じような小さなことは、これまでも日々起こっていました。

医師不足、医師偏在という言葉を聞いたことがあるでしょう。いつでもどこでも、同じような医療が受けられるわけではありません。

医療者の倫理観とはいっても、限界があります。好きでたらい回しをしているわけではありません。医療者も人間です。必死に激務をこなす多くの医療者が支えても、どうにもならないことが生じました。

多くの医療者は、患者さんの病気が良くなるために仕事をしています。感謝の声は一番の励みです。

新型コロナの対応の中、「医療者のみなさん、ありがとう」という声を聞きます。

それはありがたいことですが、**本当にありがたいのは、一人ひとりの患者さんやご家族が、自分を大事にして、医療を上手に利用する賢い患者さんでいてくれること**です。

医療や介護のように人に直接かかわる仕事、診てもらうほうは大変なんだから、医療者は専門家なんだから、やさしくわかりやすく接してくれて当たり前なのに、なんでそんな言い方しかできないの？　一気に言われてもわからない、でも聞けない、お任せするしかない……、様々な声を聴きます。

病院に行って辛い症状が治ってホッとする、ありがたいと思う、治るのが当然と思うかもしれないけれど、そのときの不安には寄り添ってほしい、どうしたらよいのか知りたい、そういった気持ちに寄り添う医療者であるべきでしょう。

これは医療側の事情かもしれません。でも、どんな問題も、自分の事情だけでなく、相手の事情を知らなければ、良い解決に導くことはできません。

そんなことを言っても、「病院でこんなことがあった」「医療ミスにあった」、いろいろな声が聴かれそうです。

わかっているつもりです。私は医療事故の対応の中で、日本で一番、患者さん側のお話をうかがった医師ですから。わかったうえで、患者さんにこうあってほしいということをお伝えしていきたいと思っています。

❖新型コロナで起こった病院事情

もう少し、病院事情のお話です。病院も社会の構造と同じです。多くの患者さんがいらして収益を得ます。ただ、病院の収益は定められている診療報酬というもので決まります。

これがどう設定されるかで異なってくるので、定期的に改定されています。患者さんの数が減ればもちろん収益は落ち、数の問題だけでなく、一人の患者さんにかけた医療費（単価と言います）によって決まってきます。

入院患者数や手術数が減少すれば、当然収入は落ち込みます。だからといって、なんでも高価な検査をたくさんするとか、毎日効果の知れない治療に通院させるなどしている病院もあるかもしれません。

度が過ぎた経営重視の方針はどうなのか、と問われかねません。極端な方針には、嫌気がさしてやめてしまう医師もいます。

しかし、高度な検査をしてもらえることで、患者さんは安心できるということもあります。積極的に希望される、検査をしてくれるのが良い病院だ、と思われることもあります。

通常、医療者は、その医学的なバランスと許容できる範囲かどうか、ということを患者さんとの対応の中で判断しています。健全な経営がなければ、必要な医療も提供できません。

でも病院は、赤字だからなくせばよい、ということでは困ります。地域の医療を守るために、多くの国立や県立、市立の公的な病院は補助を受けて成り立っています。

コロナ対策をとったことで通常の診療を制限しなければならなくなったとき、患者さんは減少しました。

病院内クラスターで外来停止ともなれば、その損失は甚大です。公的なサポートのない民間の病院であれば、そのまま経営悪化で厳しい状況につながります。

クリニックや個人の病院では、地域の状況を考えながらも自分たちで守らなければなりません。国立や県立、市立の公的な病院では、コロナ専門病院となったり、病棟の確保も指示があり対応しています。

もちろん民間の病院でも対応に当たったところはたくさんありました。それでも十分でない、ベッド数だけ確保しても医師や看護師が不足する、という状況は多々起こったわけです。

病院の経営は病院の事情。でも病院は、普通のお店とは違って、どんどん来てください、という場所ではありません。

患者さんが、必要なときに病院やクリニックを選ぶ、あるいは搬送されたりするのです。でもそのとき、十分に利用できない状況だったら困るのです。

もうひとつ大きな問題だった、医療者への感染差別、中傷。

こんな社会だと、良い医療を提供して、と言われても難しくなります。

誰もが患者の立場になるかもしれません。何が起こるかわからない時代、自分にとっての一番良い選択ができるように、リスクへの備えをしておくことです。

ますます高齢化が進む社会でもあります。自分が得する賢い医療との付き合い方を知り、日頃から備えることが必要です。

❖病院には、できれば行かないほうがよいけれど

新型コロナの病院事情。病院が損失を被るだけではありません。**病院がその機能を保てなければ、自由に受診できなくなる患者さんにとっての損失が一番大きい**のです。

新型コロナのような問題が起これば、受診したいけれど思うようにできない、という状況が

生じます。

しかしながら、病院というのは何らかの病気を持った方が集まる場所でもあります。少なからず、患者さんとしては、病院にはなるべく行きたくない、という気持ちが働いたことも確かでしょう。

受診の間隔をなるべく伸ばすように長期に薬をもらうようにした、自分がしっかりしなければと薬をきちんと管理して飲み忘れがないようにした、自分の身体の状態を気にするようになった方も増えました。

その結果、そんなに頻回に病院に行かなくても大丈夫、と気づいた人もいるのではないでしょうか。**慢性の病気は、多くは自分でコントロールできる病気もある**のです。

多くの生活習慣病、薬に頼る前に日常生活の見直しをすることで改善する方もたくさんいます。

食事のバランスは考えていましたか？

少しでも生活に運動を取り入れていましたか？

睡眠はしっかりとっていますか？

体重や血圧を定期的に測っていますか？

病院に行けばなんとかしてくれる、行けなくて不便だ、でも行きたくないなあと思ったときに、しっかりしなくては、と自分のことを考える機会になったのではないでしょうか。

医者から見た良い患者さんとは、「自分でできる自分の管理をきちんとして、状況をしっかり伝えてくれる方」です。それでも悪くなってしまえば、次の手を提案できます。

医療の主役は患者さん、医療者はそれを助けるだけなのです。

これまで提供していた医療の中には、不要なもの、患者さん自身で管理できるものもたくさんあったかもしれません。

でも、病院に行きたくないからずっと我慢していた、といって症状がひどくなってしまった患者さんもいます。無理はしすぎないように、**救急外来は必要な患者さんのためにある**のです。

❖医療も供給とバランスでできている

病院やクリニックがたくさんあるところでは競争になります。他の業種のお店と同じです。

新しく開業したら宣伝します。患者さんに来てもらわないと経営がなりたちません。患者さん側には選択肢がたくさんありますから、感じが悪い、よくならない、もう行きたくない、と思えば他の医療機関に行く、という選択肢があるわけです。

医療側では、良い医療を提供するのはもちろんですが、患者さんに気に入っていただいてまた来ていただきたい、というサービス精神はより強くなります。競争が激しいのですから。

一方、そうでない地域はどうかというと、競争がないからサービスしなくても大丈夫、ということではもちろんありません。そうでない地域というのは、地方の病院の少ない、医師不足などが問題とされる地域などです。

医師不足と言われますが、医師偏在、地域によって病院や医師の数、専門家の数などが異なり、当然提供できる医療は異なるのです。

そういった病院での問題は、忙しすぎてしまうこと、医療者の疲弊です。

もちろん、だから余計なサービスはできないということではなく、辛い症状があるから受診している方に対して、気持ちに共感しながら、そこでできる最大の医療を提供することは医療者の義務ではあります。

でも、あまりにも大変だと、地域の医療を保てないということも生じてくるのです。


以前、山間部にある、でもその地域の中心的医療を担う病院で、医師がいなくなってしまい、小児科を閉鎖しなければならないという状況になったことがありました。

そのときに、地域のお母さん方が何とか存続してほしいと、様々な活動をしました。

自分たちが子どもの病気について学んで、できることをやり、時間外の受診はなるべくしないようにする、医師に感謝の言葉を伝える、そんな活動から、何とか病院の小児科は存続することができました。

病院任せにしない、自分たちでできることをする、という患者さん側の力から、医療を守ることができたのです。


大都市で病院はたくさんあるから大丈夫、ということではないのです。

新型コロナでまず医療崩壊の危機に瀕したのは大都市です。地方ではそもそも病院も医師も、受け入れられる重症患者さんの数も限られてしまいますから、少し数が増えればあっという間に医療崩壊します。

クラスターを発生した地方の病院、新型コロナの騒動で患者さんの数が減少しました。院内クラスター、外来を閉じた期間などあればものすごい収入減少です。日常に戻ったら挽回しなければなりません。サービスも向上し、少し余分に医療の提供があるかもしれません。

これは医療側の事情です。地域によって、時代によって大きく異なってきます。でもあなたの身体は同じです。せっかくの新型コロナの機会に気づいたこと、元に戻ってしまわないように自分が主体で考えましょう。

❖地域医療の現実

急な病気のときには、近くで受診したいものです。

そもそも医療というのは、誰もがまったく平等受けられるものではありません。

それはおかしい、と思われるかもしれませんが、住む場所によっても医療を受けられるまでの時間が違うのです。病院は１００キロ先、ということもあるのです。

ちょっと体の調子が悪いなと思ったときどうしますか？　薬局で買った薬で十分、というときもあれば、病院に受診したいときもあるでしょう。

でも、受診したほうが良いけど、行くに行けない、時間が取れない、いつも込み合っている、などの理由で我慢してしまうことがないでしょうか。

そして、この「病院に行くに行けない」という状態は、引っ越したり、仕事を変えた途端にあっさり解決することもあります。

じつは医師数は地域によって大きな差があり、東日本に比べて西日本のほうが医師数は多い傾向にあります。

厚生労働省による平成28年の調査では、人口10万人当たりの医師数を比較したところ最も多い徳島県で３１５．９人、最も少ない埼玉県は１６０．１人と、２倍近くの差があります。

ただし、単に数だけでなく、高齢化率の高い地域では医療のニーズが高くなる、人の流入が多い地域でも同様である、医師の高齢化が進んでいると医師供給が少なくなる、といったことが起こります。

こういった条件を踏まえた「医師偏在指数」という指標が新たに用いられるようになりました。

上位は東京都、京都府、福岡県、沖縄県、岡山県と続き、下位は岩手県、新潟県、青森県、埼玉県、福島県と東日本が多くを占めます。

単に医師数＝医療の質ということではまったくありませんが、地域による医療の差というのはあるのです。

数値化して客観的に見えるものも大事ですが、数字だけでは見えないものもあります。

たとえば「やりがい」です。限られた人員、施設の中で医療を行うことは、負担もそれだけ大きくなります。

重症の患者さんがいれば、帰宅せずに治療にあたりますし、当直明けもそのまま勤務します。多くの医師がやりがいと責任感を感じて頑張りますが、そういった仕事を辞めてしまう人もいます。

東北地方のあるところで、志を持って地方の診療所に赴任したものの、行政との軋轢で何人も辞めてしまっているという話も聞きます。

やりがいを感じるには、職場の人間関係が重要なのはどんな社会でも同じでしょう。そして、そこで働く人だけでなく、患者さんや関わる人すべての人間関係が重要なのです。

ただ漫然と来院するだけでなく、**自分自身のことをしっかりと考え、医師と一緒に治療していくという姿勢が重要**です。

「治してもらう」ではなく、一緒に治す、病気と付き合っていく、そんな気持ちひとつで医療は変わっていくのです。

選択肢がたくさんあるところだったら、嫌ならあなたが選ぶことはできます。そのために必要なのは情報です。

どんなことをやっているのか、ということはホームページや口コミ情報でもわかるかもしれません。

でも受診してみて感じるのは、医師だけでなく、受付から他の職種から売店の対応まで、患者さんから見たら全部まとめて病院の雰囲気ですよね。

自分が良いと思うところを賢く選んでください。

必要とされない医療機関は淘汰されます。

でも怖い問題もあります。地域によっては、一生懸命やっていても、また新型コロナのような有事の状況で、必要な医療機関が経営破綻、医療者がいなくて医療ができない、といった状況です。

備える力①　医療事情を知る

❖大病院とクリニック

医療側の事情をお伝えしてきました。

高齢者の2割負担問題が騒がれていますが、日本は国民皆保険制度が整っている国でもあります。高額療養費の制度もあります。

命の値段はお金では測れない、でも現実はそうはいかない国もたくさんあるのです。住む地域によっても医療の機会は公平ではありません。

地域によるメリット・デメリット、便利か不便か、いざというときのリスクに覚悟を持てるか、様々なことを意識するしないにかかわらず、そんな不平等な世界を選択して生きているのです。

医療側ももちろん、地域の事情にあわせた対応が求められます。病院がまったくないような地域であれば、とりあえずはどんな疾患でも対応できることが求められます。

専門性が高い、これだけは得意だけれどほかのことは診ない、といった医師では必要とされることにマッチしませんし、患者さんが少なければ経営も成り立ちませんから、自然とそういった専門性の高い病院やクリニックは少ないのです。

「プライマリ・ケア（身近にあってなんでも気軽に相談できる医療）」という言葉を聞いたことがあるでしょうか。プライマリ・ケアとは、まず調子が悪いときに診てもらうこと、そこで専門的な治療が必要と判断されれば大きな病院に紹介、となるのが理想ではあります。

海外ではまず、かかりつけ医に診てもらわないと病院にかかることができないところもあります。

日本ではそこまでではなく、大きな病院にかかることもできます。でも、大学病院をはじめとした大きな病院では、紹介状がない場合には、特別の料金がかかります。

病院といっても大きさや機能が違います。

日常のかかりつけとなる病院から、地域でも少し高度の医療、救急医療を受け持つ病院など、これも地域による違いがあります。

たくさんのクリニック、病院がある地域では、上手に活用することが求められます。

病院にはそれぞれ異なる機能があります。大きな病院が必ずしも良いということではありません。

身近な病気で相談できる、でも信頼できるクリニックや病院を自分なりに把握するようにしましょう。


今は地域での連携が進んでいます。クリニックで治療できなければ病院に紹介する、病院での治療が落ち着けば、経過はクリニックで見てもらうという体制がつくられています。

それぞれの機能を理解して、医療を守るために医療に関わってください。

今関わらなくても、遠くない将来、自分や家族が関わる可能性は十分あるのです。

❖医師の専門性

クリニックは一人の医師が責任を持って診るところが多いので、**選ぶポイントはその医師が「信頼できるかどうか」**です。その**信頼できる医師を「かかりつけ医」とする**のです。**良いかかりつけ医とは、たいていのことに対応してくれ、必要なときには専門医に紹介してくれるところ**です。

小さなクリニックでも医師が複数いたり、非常勤で臨時に勤務する医師が診察にあたることもあります。「医師」にこだわるのであれば、そういった点もチェックする必要があります。

もちろん日常的なちょっとした体の問題には対応してくれます。なんでも診ます、といっても実際には強い専門分野を持っている医師も多いのです。

そういったところを上手に利用することで、大きな病院に劣らないどころか、それ以上の検査や治療が可能なところもたくさんあります。

それぞれの専門を持つ医師が複数いる場合を除いて、**最初に書いてある診療科がその医師の一番の専門**です。

ただ、内科の次に循環器とか消化器とか、わざわざ書かれている場合には、内科の中でその分野が専門、特に強いということです。

最新の設備を備えていたりしますから、うまく利用すると手軽に最新の検査や治療ができるのです。

古くからの病院やクリニックでは、ホームページなどは持っておらず、地元での信頼で続いているところもたくさんあります。

しかし、最近の多くの医療機関ではホームページを見ると、病院やクリニックの情報を確認することが可能です。**主体的に医療を活用するために、自らできることを調べることはとても有用**なのです。

ひとつの診療科しか示されていない場合には、その診療科を専門としていることには違いがありません。

たとえば、眼科や耳鼻咽喉科、整形外科など、専門医以外がそれひとつだけの診療科を標ぼうすることはありえないでしょう。皮膚科もほとんどそうですが、手軽と思われるのか、ときに本来の専門ではない医師が行っていることもあります。

ホームページや評判、信頼できるかどうかなど、自分で判断することも求められます。病院は診療科ごとに分かれていますが、一律ではありません。医師が入れ替わることもしばしばありますし、診療科さえその年によって変わってしまったりします。

幅広く患者さんを診ることはもちろん必要ですが、やはり専門性を持っている医師が多いのです。複数の医師がいれば、問題となりそうなときは情報を共有します。自分がどんな医師に診てもらうのか、確認してみましょう。

❖体制もチェックする

最近は、「予約制」の病院やクリニックが増えてきました。社会においても、個別により良いサービスを提供するには予約制です。

私は皮膚科医としても病院に勤務していますが、勤務先では数年前から予約制に移行しています。これは、常勤医師から非常勤医師のみになってしまって、そうせざるを得なかったからです。

しかし、医師側としても、予約制になると予定が見えるので助かるというのが正直な気持ちです。

最近の傾向として、お待たせしないできちんと時間をとって診察するために、あるいは非常に患者さんの多いところでは、ある程度患者さんの数を制限しないと終わらなくなってしまうということもあって、最初から予約制を取っているところが増えているでしょう。

また、新型コロナのことで、待合室が込み合うのは避けなければならないと、急遽予約制としたところもあります。

ただし、医師は「一人当たり診療時間○分」と決まっているわけではないので、予定した時間通りにいかないこともしばしばです。特に大きな病院においては、その傾向があるかもしれません。思いがけずに時間をかけなければならない患者さんもいらっしゃいます。

より良いサービスの場を優先するのであれば、予約時間にきちんと診られるような体制がもちろん望ましいでしょう。

しかし、少しでも多くの患者さんを診ようと思ったら、一定の時間に多くの患者さんの予約を取ることになります。その結果、どんどん時間が遅れていくということもあり得ます。

もちろん、いつでも受診できることは、患者さんにとっても大事なことです。予約なしのクリニックや病院は患者さんにとってもとても助かることですが、待ち時間が何時間にも及ぶのも困ったことには違いありません。

予約だと知らずにきてしまって、なんとか診てほしいといった方、そして急ぐ状態の患者さんもいらっしゃいます。

必要なところには対応していくのは医療の義務でもありますが、完全なサービス業にはなりえないものでもあります。

地域の医療体制をはじめ、どこでどんな治療が受けられるのか、その病院やクリニックはどんな体制を取っているのか、スムーズに地域の医療を利用するために、意識しておいてほしいと思います。

備える力② 医療の情報と必要なモノの準備

具合が悪くなったから医療を頼る、もちろん必要なことです。急に起こることも多々あります。そのためにクリニックや病院などの医療機関は存在します。

でも定期的に通院している方もたくさんいらっしゃいます。

新型コロナの感染で、なるべく病院に行きたくないと思った方、自分で調べよう、ちょっと尋ねたい、薬を準備しておこう、と思った方はたくさんいるでしょう。


今は調べようと思えば情報はあふれています。インターネットにこうあった、と言ってくる方もたくさんいらっしゃいます。でも、誰が言っているのか、本当に正しい情報なのか、本当に正しいことなのか、その判断は慎重にする必要があります。

あふれる情報ゆえに、人の気持ちを不安にする、そんなことを実感した新型コロナの時代でもあったかもしれません。

そして、情報ゆえに気持ちが緩み、第３波以降には医療崩壊の状況や危機感と、社会における感じ方、行動にズレが生じていたようにも思います。

新型コロナに関して、提供されている情報が、すべてそのままだとは思えなかった医療者も多かったと思います。現場を知らない人が述べている、もっとひどい状況だ、地域によっても全然違う、様々な思いでこの時代を過ごした医療者がたくさんいます。

医療者だけを見ても、様々な立場にいます。情報のとらえ方も、考え方も異なります。

人はそれぞれ、立場によって同じ情報のとらえ方、解釈の仕方は異なるものです。

しかし、**どんなときでも共通するのは、事前に知ろうとする力、情報を客観的に判断しようとする力、自分自身に必要なことを備えておく力**です。


どんな状況になるかわかりません。最低限の一般の薬なども持っておくとよいでしょう。定期的に内服している薬は、定期受診日よりも少し余分に持っておくようにしましょう。

日頃から健康情報に関心を持って、いざというときの適切な情報を得る方法は備えておきましょう。

オンライン診療とまでいかなくても、疑問に答えてくれるサイトもいろいろあります。ただし、あくまで目安です。どんな方法も実際の診療に勝るものではありません。

情報は得つつ、冷静に判断する、具合が悪いのは不安ですから、オンライン相談などは参考になります。

信頼できるサイトなどは、時々チェックしておくのもひとつの方法です。

書かれていることは一般論です。自分はどうなのか、冷静に考えてどうしたらよいか、次の行動を考えられるようにしましょう。

備える力③　日常化する感染対策

人生100年時代と言われるこれからの時代、すべてが自分自身の生活の習慣化を変えることから始まるといっても過言ではありません。

「ニューノーマルの時代」はこれから始まるのです。新型コロナの流行前にはマスクに手洗いなど、強く意識していた人は少なかったのではないでしょうか。

「医療の日常現場の感染対策」というものがあります。医療や介護の現場、ちょっとした患者さんのケアをするのにも、使い捨て手袋の使用は当然です。

当然なはず、です。施設による違いがあるとしたら望ましいことではありません。

これは、ちょっとした傷の処置、決して身体や傷に触れるわけではなくても手袋をするのが感染対策です。

自分を守るのはもちろんですが、さらに他人に触れる可能性があるわけですから、そういった予防対策が取られるのは当然です。その手袋をして患者さんのケアにあたったら、そのまま他のところを触れてはいけないのです。


「ゾーニング」という言葉があります。

感染の可能性のあるところと清潔区域を分けることです。日常も小さなゾーニングをつくることの繰り返しです。

これは介護の現場でも同じはずです。

病気をかかえる人ばかりではない、体に触れるだけだから、ということではなく、直接接触する場合の感染対策は必要なのです。

確かに大昔は、そんなに細かいことは言わなかったかもしれません。

でも、何が起こるかわからない世の中を十分実感したでしょう。常に新たなウイルス、感染症は現れるのです。

インフルエンザが激減したのは事実です。自分を守る、ここは自分本位でよいのです。それを基準にすると、どう行動すべきなのか、周囲を見渡すことも、覚悟もできてきます。

新型コロナがおさまっても、少なくとも冬は、マスクは必須です。

毎年流行するインフルエンザほか、様々な感染症が流行しやすいのです。

手洗い、アルコール消毒は、日常の習慣としましょう。

備える力④　日常の生活習慣の見直し

生活習慣病と言われます。

そうは言っても、楽しく好きなものを食べて過ごしたい、忙しくてそんなことを考える余裕がない、睡眠時間が十分に取れない、そんな声はたくさん聞かれそうです。

もちろん、常にガチガチになって、食べるものを制限する必要はないかもしれません。ときに楽しく、甘いものも食べたいし、ちょっと贅沢も心のゆとりも大事です。

でもじつは、**多くの病気は生活を見直すだけでも改善する**ことがあります。病院に行きたくない、と思って自分の管理がきちんとできるようになった方も多いのです。

きちんとしていたら絶対病気にならない、ということではもちろんありません。そもそも世の中に絶対はないのです。

でもリスクを減らす、確率を下げることはできます。

新型コロナの予防、免疫力を上げる必要性が言われました。

高齢者で重症化しやすいことは明らかですが、**年齢とともに自分自身が持つ「自然免疫」の力は弱まる**のです。

◈ 3大基本習慣　その1：食事

毎日誰にでも欠かせないものが「食事と睡眠」です。その中でも、食生活は一番の基本です。

私も忙しく仕事をしているとき、それどころではないと、ただなんでも食事をとっておく、という時期もありました。しかし、それがずっと続くのは危険です。若いころのように無理はきかなくなります。

免疫力と言えば、**「腸管免疫」は医療のトピック**でもあります。

食べたものは胃を通って小腸、大腸と通過します。腸の中には1000種類、100兆個もの腸内細菌が住み着いています。

腸の中に入り込んできた病原体は、腸内で免疫がうまく働けば身体に対する病原体とならずに外に出されてしまうのです。


これには腸内の環境バランスが保たれることが必要です。

腸内の善玉菌、悪玉菌、日和見菌《ひよりみきん》と言われる細菌のバランスが重要なのです。

腸内の善玉菌を増やす、悪玉菌を減らすには、ヨーグルトや発酵食品が有効です。悪玉菌を抑えるには便秘を防ぐことも大事です。

便が腸内に長くとどまると、悪玉菌が増殖して大腸を刺激するのです。

基本の食事、たんぱく質をしっかりとるために、朝は魚、昼は肉類と決めてみる。

緑黄色野菜を毎食、キノコや海藻類を毎日1回は組み合わせる、シンプルに自分の約束事をつくってみましょう。

加えるとより腸内環境を整えるのに有効なのは、ヨーグルト、バナナ、アーモンドなど。「身体を温める」ことで免疫に働く細胞を活性化するので、しょうがやニンニクなどを加えることもお勧めです。

❖ 3大基本習慣　その2：睡眠

免疫力を高めるために、良質の睡眠は欠かせません。睡眠時間を削っての無理な仕事、良い結果には至りません。

もちろん、頑張らなければならないときもあります。

しかし、**睡眠時間が足りないという「睡眠負債」は、ときに体への深刻な負担を蓄積していきます。**

夜勤明けの医師に単調な作業をさせる実験をすると、瞬間的居眠りと言われる無反応な時間を数秒間ずつ生じやすいことが知られています。

睡眠の負担は、脳にダメージを与えます。積もっていけば大きな負担です。

脳と身体に休息を与え、自律神経を整えることは、より力を発揮することにつながること、肥満や糖尿病、高血圧などの生活習慣病の軽減につながることは良く知られています。

眠りには、レム睡眠とノンレム睡眠という2つの睡眠があることをご存知かと思います。ノンレム睡眠は深い眠りで、明け方に近づくにつれ短くなります。レム睡眠は浅い眠りで、明け方に近づくと長くなります。

特に最初の90分のノンレム睡眠は、睡眠全体の中で最も深い眠りです。

どうしても短時間しか睡眠が取れないときには、90分を確保、さらに90分周期でレム睡眠とノンレム睡眠の波が来ますから、3時間、4．5時間とレム睡眠の終わりで眠りが深くなる前に目覚ましをかけるのもひとつの方法です。

睡眠は時間も十分取れるのが理想ですが、**睡眠の「質」を上げるのに必要なのは「体温」と「脳」です。**

入浴は寝る90分前がベスト、身体の深部体温を上げること、寝るときの環境を整えることです。室温調整やリラックスできる環境を整える、寝る前のスマホは切る、リラックスできる運動をやりましょう。

睡眠と覚醒はセットです。眠るときは光を遮断し、目覚めは光の刺激で、目覚めたらすぐに行動する、これを毎日の習慣化にしたいものです。

❖3大基本習慣　その3：運動

ほおっておいても、30歳を過ぎると毎年1％ずつ筋力は低下します。「フレイル」という言葉を聞いたことがあるでしょうか。身体のことだけではありませんが、「寝たきりになってしまう危険状態、リスクを抱えている状態」です。「フレイル予防」という言葉はあちこちで目にするのではと思います。誰にでも関係することです。

フレイルの状態ならば、また改善することはできるのです。どんな年代からもリスクはあります。

フレイルが高齢になっても進行しないための有酸素運動は「**歩くこと**」ですが、**簡単なスクワット、ラジオ体操、筋力アップのための運動**、なんでもよいでしょう。

その人にあった「適度」な運動が大切なのです。そして少しずつ増やしていくことです。特に中高年以上になっての急な頑張りは危険もあります。**体に負担をかけすぎない運動の習慣が大切**です。

食事・睡眠・運動、今や健康に関する本はたくさんあります。なんでも関心を持って学ぶ姿勢、これが元気に過ごす一番の秘訣です。

備える力⑤　「口とのど」の重要性

食べることは重要ですが、**「口から食べられる」ということは、生きるうえでも大きな意味を持ちます。**

食べられないならどうするかと考えて、胃ろうをつくる、点滴だけにする、などと決めても、その後それが正解だったのかと、ご家族が悩むケースも少なくありません。

自分は若いと思っていても、ご家族がそういった状況で判断を迫られるという場面は出てくるのです。

２０１９年の死因第1位はがん、第2位は心疾患、第3位は老衰（人口10万人対の死亡率10ポイントの増加）、第4位は脳血管疾患（同1ポイント低下）、第5位は肺炎（同1ポイント増加）となっています。

老衰の割合が増えていることは、自然な死と判断された高齢者の死亡が増えていることです。

しかし、それまでの間、どのように過ごせたのか、健康寿命と平均寿命の間には差があります。

肺炎の中に一定数、「誤嚥《ごえん》性肺炎」による死亡があります。

誤嚥とは、食道に入るはずの食べ物が気管から肺に入ってしまって起こる肺炎です。

飲み込む力が衰えるために起こりますが、これもじわじわと進行しています。これも高齢者だけの問題ではありません。

のどの筋力は、年齢とともに衰えます。飲み込む力はのどの筋肉だけでなく、口を動かす筋肉や舌の力、舌を動かす筋肉とも関連します。

もう一つ、**「歯」の健康**です。

「歯周病」は万病のもとです。口を鍛える、「オーラルフレイル」の予防、ぜひ意識していただきたいことです。

お勧めは**舌のトレーニング**、小顔効果や声がしっかり出るようになることで、自分に自信が持てるようにもなります。

身体と心はつながっています。きれいになると気持ちも生き生きとする、嫌な話ばかり聞いていると暗い気持ちになります。

自分を整える、**ストレスをためないようにすることは、自分の免疫力を高めるためにも重要です。**

そのために「良い」加減で、できなくても気にしない、「〜すべきだ」という考えを捨てることも必要です。

❖「リスクに備える」ということ

私は医療現場で、医療事故や医療紛争に関わる仕事をしていました。

どんな組織でも安全管理、危機管理は基本であり、医療安全管理というのは、医療事故が起こったときの対応ももちろんですが、医療の安全を守るためにリスクに備えるということが大きな仕事です。

安全に絶対はない、医療は完璧ではないと言っても、その時点で取りうる最大限の慎重な対応をしていたか、医療者と患者さん、ご家族との間の信頼関係は保たれていたのか、と後から振り返って今後に活かすということになるのです。

振り返れば、こうすればよかったということはたくさんあります。

しかし、医療者の頑張りだけではどうにもならない事情も多々経験しました。新型コロナの激動の時代を経験して、ますますその状況は強まりました。

「悪くなったら病院に行く、医療者の言う通りにしていればよい」という時代ではなくなります。

これからの医療を支えるには、これまで書いてきた「**一人ひとりができる予防をする、医療に参加する**」ことがますます必要なのです。

備える力の最後に、健康寿命を保つために、一生学ぼうとする気持ちが大事です。

ここに記した日常生活の習慣化、読みやすいたくさんの本があります。学ぶ力の最初は読書、人生のリスクへの対処として、習慣づけてみませんか。

巻末に各章ごとのお勧め、参考図書を紹介しています。読書習慣を付けたいという方向けに比較的読みやすい本を挙げています。

第2章

客観視する力

～医療を利用する、強く
しなやかな自分を創ろう

❖出来事を外から見るのが「客観視」

いきなり「客観視」と言われてもなんのこと？　となってしまいます。

客観とは、何か起こっていることや人から、離れた立ち位置から見ること、立場にとらわれずに物事を見たり考えたりすることです。

第三者の立場から物事を見たり、考えたりする、ということです。

自分に関係のないこと、どうにもできないことは外から見ています。

でも自分に関わってくると、客観視しているわけにはいきません。自分が当事者になってしまうのですから、なんとかしなければと思うわけです。

客観の反対は主観です。**主観とは、自分一人の感じ方や経験に基づいていることやその様子**です。

自分の好みや偏見、思い込みで独りよがりになりがち、少し否定的な意味合いが強くなります。

もちろん自分一人で決めてしまって良いことなら問題ないですが、人に関わる、受け入れられなければならないことを決めるときには、自分の主観では意見が通らなかったりします。

❖医療事故における「客観視」

医療事故を例にして客観視を考えてみます。

❖2種類の医療事故

医療事故には大きく2種類あります。

ひとつは薬を間違えた、人を間違えた、などの比較的すぐにわかる明らかなエラーです。わかりやすい**「医療ミス（過誤）」**です。

もうひとつは**「医療の質の問題」**と言われるものです。治療の結果が悪かった、手術後に亡くなられてしまった、診断が遅れたのではないか、こういった診断や治療の過程に関する悪い結果も「医療事故」と呼ばれる場合もあります。


ひとたび医療事故という言葉で社会に出てしまうと、この両者の区別はなくなってしまい、あたかも「医療事故＝医療ミス」であるという印象で広まっていきます。

でも、単純に医療事故＝医療ミスではなく、正確には、**「医療事故」に「医療ミス」が含まれる**のです。

❖第三者の視点で調査するということ

「医療の質」にかかる出来事の場合、病院側は、すぐには問題の大きさを判断できないケースもあります。医療事故ではあるけれど、ミスとか過失とかまでは言えない、と判断することもあります。

過失という言葉は適切ではないと思われますが、病院側が、病院に責任がある、問題が大きいと認めれば、患者さんに対して賠償することもあります。

結果は悪かったけれどやむを得なかった、予測できなかった、と判断してお話しすることもあります。医療者側の判断が、患者さんの思うところと一致しないこともあります。

手術後に患者さんが亡くなられた、その経過の過程では、考えながらやっていること、やむを得ないと担当者が考えるのは主観的な意見です。

振り返ればああすればよかった、という点はもちろん出てくるかもしれませんが、医療は不確実なもの、最大限の慎重な対応や準備をしていても悪い結果は起こります。

しかし、病院側の判断では公正ではない、と納得できない患者さんやご家族がいらっしゃるのも当然です。実際にやむを得ないと医療者は（主観的には）思っていても、外から客観的な判断はどうなのか、第三者の意見を聞きます。

どのような調査をするのかは、起こったことの重大性や規模にもよります。

大きな問題であれば、完全に外部の方だけの事故調査委員会を開いて、徹底的に客観的に事実を確認して評価をするのです。そして、病院が患者さんやご家族に対して、その後どういう対応をするかは、その報告書の内容から判断していきます。

誤解されないようにと思いますが、客観的な判断を得る医療事故調査は、過失があったとか、なかったとかを判断するためのものではなく、あくまで再発防止、今後に活かすためのものです。

私が関わった医療事故調査は非常に大々的で、日本のこれまでの事故調査でもっとも規模の大きなものでした。報告書も公開されています。

https://www.gunma-u.ac.jp/outline/hospital/g7901

出来事を外から見る、客観視された意見です。

もちろんそれが、当事者双方の思うところと常に一致するわけではないかもしれません。しかし、外からわかるだけの事実を丁寧に判断する、そういった過程を経て問題を解決に導くしかない場合もあるのです。

❖事実確認なしには成り立たない

起こったことを、出来事には関係ない第三者の人たちが事実の確認と評価をしていく、これはわかりやすい客観視です。

もちろん、評価する人たちは、ただ関係ない人ならよいということではありません。そういった事情に詳しい人が行います。

医療事故の場合であれば、医療安全管理を専門とする人、起こった事故の専門領域の医師、看護師、そして非医療者として、弁護士、患者側の立場の人、様々な視点からの意見が必要です。

事故調査の基本は事実の確認です。起こったこと自体だけでなく、その背後にある問題も探るために幅広く、組織の問題まで調査します。

それぞれの内容に対して評価をします。

当事者ではない人たちですが、出来事の確認や当事者それぞれの立場を真剣に考えなければ、調査の結果として伝える内容も認められないのです。

事実をきちんと把握しないままの意見は、客観的な意見としては受け入れられません。

❖紛争時の対応にも必要な「客観視」

◈紛争は、理解のズレと感情への対応の遅れから起こる

もうひとつ、「客観視」を考えるうえで、医療の中で起こりうる紛争時の対話の例を取り上げます。

医療者と患者さんでは、もともと持っている情報量が違います。

医師は伝えたつもり、患者さんはわからないところもあったけれど仕方がない、お任せすると思っていると、結果が悪かったときに、「仕方がない、やむを得なかった」「こんなはずでは

なかった」という理解のズレを生じます。

最初は患者さんの胸の内の不安や不満、葛藤といった感情を引き起こし、それを出すことができないと、感情は大きくなり、あるときに怒りとなって現れます。

なので、そういう胸の中にある想いを、医療者は日常の対話から引き出す、患者さんも思うことを伝える、伝えやすい環境、雰囲気をつくるということが必要です。

一対一で向き合って苦情やクレームを含めた怒りを聴く、多くの人は嫌だと思うかもしれません。医療の場というのは結果が悪いことも起こりうるのです。

やむを得なかったと医療者は思っていても、患者さんやご家族は納得できない、ということも起こりえます。

❖ 双方の立場がある

怒りは二次的な感情で、その元には不安、悲嘆、後悔、期待などがあります。

しっかり聴いていると、激しい怒りは収まり、元にある別の感情が現れてきます。

「傾聴」はどこでも大事ですが、怒りも傾聴、なのです。

怒りを聴くときは前のめりです。聴いてくれる人でなければ信頼できませんし、深い想いに至るまでの話になりません。

対応する医療者は当事者です。

たとえば、明らかに医学的には間違ったことを主張して、患者さんが怒っている場合があります。相対する医療者は、そうではないのに、どうしたらわかってもらえるだろう、などと考えながら聴いてしまうことがあるかもしれません

また、聴き手は、聴かなければいけないと思って聴くのは、聴き手にとっても辛くなってしまうことがあります。

言われている医療者は、自分が当事者であるがゆえに、自分のこととして受け止めて辛くなってしまうこともあります。当事者は主観的、自分はどうしようか、となってしまいがちなのです。

しかし、傾聴と一緒に必要なのは**「共感と承認」**です。

そういう状態の聴き方だと、相手の関心に十分に寄り添うような聴き方になっていない、話し手からみると、聴いてもらっていないと感じてしまいかねません。

特に怒りなどの感情が強い場合には、しっかり聴いてもらっているとは感じられないのです。

❖ 対話の場に中立的な第三者

こういった対話のときに、中立的な第三者が関わることがあります。

どちらの味方でもない、全体を見渡す立ち位置からそれぞれの話を冷静に聴きます。

名称はいろいろかもしれませんが、医療安全管理の担当者であったり、事務の方であったり、病院には対応をされる方がいるのではないでしょうか。

対話に関わっても仲裁するとか、解決策を提案するということではありません。

第三者は気楽だから聴けるということではありません。

本気で両者に寄り添う気持ちがないと、「中立的な立場の人」と当事者から感じてもらえないのです。

この人は話を聴いてくれる、信頼できる、というのは話し手が決めることなのです。決める、というより、感じ取る、というほうが正しいでしょう。

なので、そういう対応ができない人だと、そこにいるだけでは役目を果たせません。と言うと言いすぎではあります。

第三者がいるというだけで、その対話の場の空気は違うので、存在する意義は多いにあります。

対立する相手、不満をぶつけたい相手とだけいる場というのは、どちらにとっても居心地が良いものではないでしょう。

信頼される中立的な第三者であれば、紛争になってしまいそうな、感情が激しく出てしまうような対話の場を一歩引いて全体を見渡して、それぞれの人を客観視しなければなりません。

辛い話を聴いて一緒の想いになってしまう、それももちろん必要ですが、「どうしてくれるんだ」という想いがあるような場合には、次に進めるために冷静な全体を見渡す視点を持つことも必要なのです。

まず話を聴きます。そもそも人は、自分の話を聴いてくれる人しか信頼できません。「**聞く**」

のではなくて「聴く」、耳を傾けて受け入れながら聴くということです。

「聴く」と共感・承認はセットです。

明らかに違うことを言っているのに共感できない、と思うかもしれませんが、**共感と同意は違う**のです。

その話に賛成するということではありません。

「そう思っている」ということに共感するのは、「そう思っているんですね」とその人を認めるということです。

どちらの気持ちも受け止めつつ冷静に対応していきます。

患者さん側が思っていることは、正しいかどうかという評価や判断をするのではなく、「そう思っている」とそのままに認めるという聴き方をするのです。

❖客観視できる「もう一人の自分」を持つ

中立的な第三者が対話を促進する、対立する両者を外から客観視して事実や感情を見渡す、そのような対話モデルを「医療メディエーション」と言います。

そして、この間に入る人をメディエーターと呼びます。

とは言っても、必ずしもこういった方がいるわけではないかもしれません。よくあるちょっと嫌な対応、苦情クレームは、自分一人で冷静に対応することが必要です。

「セルフメディエーション」と言いますが、自分にもう一人の自分を持って外から全体を冷静に見渡す、客観的に「そう思っている」とその人を認めることは、一人でも十分できるのです。

感情を受け止めながらも中立的な自分は自分が辛くならずに、問題の解決策へと進めることができます。怒る相手も、しっかり対応して早く怒りを収めてほしいのです。

医療では、ときに命にかかわることが起こります。不確実なリスクを持ったまま、でも真摯に対応している医療者がたくさんいるのです。

当事者であっても、**「傾聴、共感、承認」**ができる、そして全体を見渡した客観視できているもう一人の自分、を持っています。

そのときに必要なのは**「事実」**になります。事実をしっかり確認したうえで、それに基づいてそれぞれの立場の人がどう思っているのか、先入観を持たずにフラットな立ち位置から見渡すことが必要なのです

傾聴・共感・承認。

怒りなどの感情の奥にある違う想いを知ること。

事実を押さえること。


医療者はもちろんのこと、患者さんもこれを日常からできる習慣とするのです。

❖キーワードは「へえ、そうなんだ」という視点

ちょっとのんきな言葉で怒られそうです。

もちろん真剣に医療者と患者さん側の間で対立してしまいそうなときに、こんな言葉は使いません。

でも、後述しますが、「へえ、そうなんだ」**という視点は、「そうなのですね」「そう思っているんですね」と、客観的に相手を承認するのと同じ**ことです。

世の中には情報があふれています。テレビではいろいろな人が意見を言って、不安をあおら

れることもあります。

この人はこう言っている、多くは一個人の意見です。

もちろん参考になる、鋭い意見もたくさんあって、そういった方々の意見から社会が動いていくことも多々あります。

インターネットで検索すれば、本当に様々な情報が出てきます。もちろん、実際の声には信憑性があり、経験者だからこそ伝えられることもたくさんあります。


医療の世界でもいろいろあります。医師によって方針が違うこともあります。

「言われるがままにお任せします」というのは古き時代の医療ですが、自分で考え、納得してお任せするのは必要なことです。

それでは、次項から、５つの客観視点をお話しします。

客観視する力①　「情報」を客観視する

自分には関係ないことであれば、客観的に外から眺めることはできるのです。

悪い方向に行き過ぎてしまって、「自分には関係ないこと」と常に逃げてしまうのも良いことではありません。

情報があふれる時代ですが、その情報をちょっと客観視すると、さてそれはどこから得られたものでしょうか。どんな事実を、誰がどう解釈しているものでしょうか。

多数決ではないですが、やはり医療の専門家集団が練りに練って出したメッセージは、その時点でわかる信用の持てるエビデンスをできる限りの検討を重ねたものなのです。

本当にいろいろな意見を言う人がいます。テレビでコメントを述べる人、得られている情報をその人なりの解釈で意見を述べています。

誰かが言っていることが、そのまま真実ではありません。

けれども、新型コロナの時代がそうであったように、少なくとも専門家、多くの情報を持っている人の意見を聴き、他とのバランスをとってどうするのかを政治で決定する、という場面が繰り返されてきたのです。

あるうがい液が新型コロナに効く、という情報が出されたことがありました。

それなりの立場の方が発信されたので、一気にうがい薬がドラッグストアから品切れになりました。

このとき、日本医師会からも、**「世に出された情報に飛びつくのではなくて、一度立ち止まって吟味してから次の行動に移してください」**というメッセージが出されました。

特に「○○をすれば治る・良くなる」といった、単純な情報を判断するキーワードとして、**「いなかもち」**を紹介します。

①**い：いつの情報か？**
②**な：何のための情報か**
③**か：書いた人はだれか**
④**も：元ネタ（根拠）は何か？**
⑤**ち：違う情報と比べたか？**

他の多くの情報とはまったく違うかもしれないということを念頭に置きながら、冷静に考える必要があります。

ただし、多くの情報においては、本当の正解はわからないこともたくさんあります。これが今の状況で取りうる最良の選択、と自信を持って言えるかどうかなのです。

医療は不確実、結果だけでなくそのプロセスが適切であったのかを判断するのが事故調査です。

振り返れば改善する点はあります。でもそれは過失とイコールではありません。

「そうなんだ」とそのままに思い込むのではなく、「この人の考えはこうであり、自分もその通りだと思う、自分も同意する。へえ、そうなんだ」とちょっと客観視してみるのです。

本やインターネットの情報も同じです。

もちろん、正しい、必要な情報はたくさんありますから、誰が述べているのか、それをもとにどう判断され方針が決定されているのか、と客観視してみることです。

これは医療を利用するときにも同じです。

情報は調べてみる、こんな意見もあるのか、自分がかかる医師の意見はどうだろう、この治療はどうなのだろう、と見渡してみます。

客観視する力②

「事実、解釈、感情」を区別する

身近な例でもあるのではないでしょうか。たとえば、いつもちょっとうるさい人、嫌だなあと思っている人がいます。

そう思っているのはあなたの思い込み、先入観です。

もちろんそれもあってもよいでしょう。普段少し気を付けて対応する、ちょっと嫌なことを言われても、そういう人だからなあ、と自分でも冷静に考えることができます。

ところが、こういう人に、荷物がぶつかってけがをさせるという事故が起こってしまいました。

怒っているらしい、いつもそうなんだから、どうしよう、と推測し不安になり、どうしたらよいかと対応策を考えるのは、自分たちの側だけで物事を主観的に見ています。

医療事故でももちろんですが、**相手の状態を心配して対応することがまず最初**です。

事情はともあれ、けがをしたなら、まずは謝罪とその対応が一番先です。

謝罪といっても何がいけなかったのか、ぶつけた人が本当に不注意でいけなかったのか、それを確認しないとぶつけた人だけが悪者になります。

まず事実を確認すること。

「事実」というのは起こったことそのもの、でもありますが、それはときに、それぞれの立場の人が見えている事実が異なることもあります。

「起こった事実」は、関係ない第三者の人が見ていて、はっきり覚えていれば、本当に起こったことが客観的にわかるかもしれません。

また、当事者からしか見えていない事実もありますから、それぞれの方の話を聴くことも必要です。立場が違えば、見えていることやとらえ方が違うことはよくあります。

起こった出来事を外から把握するには、「事実」をできるだけの手段でとらえることが大事であり、このときの事実というのは、「この人はこう思っている」という事実も含めるのです。

こう思っていること、その人の感情です。出来事をどう「解釈」して、どんな感情を持っているのか、それを分けて考えることが必要です。

「これは事実、こう解釈している、こんな感情だった」と整理して把握するのです。

基本になるのは事実です。何かトラブルがあったとき、日々のちょっとした出来事でも構いません。事実、解釈（こう思った）、感情を整理して書き出してみると、関わる人の全体像が見えます。

客観視する力③　「平時と有事」の違いがある

先ほどの事例、普段から、ちょっと嫌だなあと思っている人、普段は先回りして注意しています。医療でも同じです。

手術を待っている患者さんのご家族、予定より大幅に時間が延びていて、ちょっと心配そうだから、声をかけてみよう、と考えるのは気の利く看護師さんですね。

普段何もないとき、平時には先回り、相手はどうなのかという想像力が必要です。

小さな出来事、ヒヤッとしたことがあったら、これがもし、大きな問題だったら、と考えて先回りしますね。ちょっと大きな地震が起きたら、もっと大きな地震がくるかも、と準備に走るのと同じです。

普段何もないときにも、いつ何が起こるかもしれないと周囲を見渡す、**平時とは違う有事の世界も予測**しておきます。

ただし、普段は先回り、予測は大事ですが、ひとたび怒ってしまった人に対しては、先回りしてはいけません。

有事には目の前の対応から、感情に寄り添っていかないと収まりません。

客観視する力④ 「医師の言うこと」もひとつの情報

「こういう治療法がいいって聞いたんだけど」「あの治療器が良いと聞いたのだけど」など、診察をしていると、しばしばこのように「○○はよいのか？」ということを尋ねられます。

市販で簡単に手に入るものから高額な民間療法まで、病院の治療とは異なるものはたくさんあります。

もちろんアドバイスはします。市販のサプリメントくらいなら問題ないでしょうが、高額な治療とかはやめておいたほうがいいと強くお話しします。

「絶対治る！」という宣伝文句も危険です。民間療法で悪化した人もたくさん診ています。また、「医学的なエビデンスはないけれど、不利益はないような安全なことであれば、自分で決めていただいてよいですよ」とお話しします。

医師は、病院で行う「標準的な治療」について十分な説明をし、標準的ではないが、治療の効果が認められる治療法についても説明する責任があります。

そして、提示した治療法以外の方法を患者さんが望んだときも、医療者側は十分なプロセスをとる責任があります。

その説明が十分だったか、本当に理解できていたか、治療法について十分に考える時間があったのか、カルテへの記録がきちんとされているか、などです。

医療者は良いと考える治療を提案します。患者さんも自分自身への責任を持って決めなければなりません。

だからこそ、**医師の言うことこそ客観視して聴きましょう。**傾聴は医療者だけがするものではなく、患者さん側もすることです。

「へえ、そうなんだ」

「それでどうするの？」

平時から覚悟を持って有事に備えましょう。

医師の言葉も一つの情報、信頼できると思えば自分の手助けをしてくれる人、と思ってお付き合いしていきましょう。

客観視する力⑤ 「自分自身」を客観視する

あるダイエットの本にあった話です。

ダイエットは、一人ではしばしばくじけてしまいます。そこで登場するのが、「コビトさん」と称されるもう一人の自分です。

くじけそうになる自分に、自分の中にいるコビトさんが言ってくれます。

「今日は、なぜそんなに甘いものが食べたいのかな？」

「昼間食べたものを書き出して夜考えよう」

もう一人の自分との対話は、「セルフメディエーション」（65ページ参照）と同じです。セルフカウンセリング、でもあります。「自分自身に問いかける」ということです。

今、目の前で起こっていること、感情が動いていることを客観視できるのです。

このコビトさん、経験値が上がるほど鍛えられます。経験値はその日、そのときの振り返りと知性を磨くことです。


「今日は疲れているんじゃない？」

「今、怒りたくなったのはなぜ？」

「できなかった、ではなくて、できたことはたくさんあるでしょう？」


自問自答していくことで「自分軸」というものがつくられていきます。この自分軸ができると日々が楽になります。

自分を客観視する自分。自分に問いかけて俯瞰することで、様々なコンフリクト（対立や不安、不満、葛藤）に対応する力がついてきます。

もうひとつ、目の前のことでいっぱいだと見えなくなっていることがあります。

私も組織の中で激務をこなしていたときは、他の仕事とか組織を離れるとか考えられませんでした。

しかし、離れてみればなんともないのです。今思えば、最初の違和感だけでした。

自分を客観視するときは、ズームをずっと後ろに引いて、人生100年を意識して、どう生きるのかと考えると、目の前のことは小さなこと、気にする必要はないことになります。


「あの人がこう言ってた」

「こんな話がある」

など、あれこれ気にして不安になっていたら人生もったいないです。

医療の情報もあふれ、選択肢もたくさんある時代です。

情報があふれる社会、惑わされずに、飲み込まれて不安に苛まれてしまわないように、「情報を自分で判断する力」も求められます。

この力は、これからの時代を生き抜くために必要です。

「**自分を客観視すること**」

ストレスや不安から自分を守るためにも大事です。

書き出すだけでもすっきりします。

強くしなやかに自分を客観視するためのお勧め本もたくさんあります。

第3章　対話する力

〜自分が得する
伝え方・聴き方を磨こう

❖やっぱり、好かれる患者と嫌われる患者がいる！

医療者は、どんな患者さんでも平等に診るのは当然、患者さんに対して差別してはいけないことです。

多くの患者さんから、苦しい、辛いときに医療者には気持ちをわかってほしい、共感する言葉をかけてほしい、その一言が心に残った、不安でいっぱいなとき医療者の対応で助かった、という声もたくさん聞きます。

でも、医者も人間、素敵だなと思う患者さん、こちらが癒される気持ちになる患者さんがいらっしゃるのが本音です。

どんなに忙しくても、心からのありがとうのひと言で、すべてが吹き飛んでしまいます。医療の限界も理解し、自分が一緒に治療していこうという患者さんは、普段の態度も素敵な方が多いのです。

一方で、嫌だなと思う患者さんもいらっしゃいます。もちろん、きちんと対応しなければいけませんが、限度を超えるときもあります。

細かいことをねちねちと言われたり、一生懸命やっているのに難癖をつけるような患者さんは、できれば関わりたくないというのも本音です。

特にとても忙しいとき、どうしようかと思ったときに、ちょっとした判断が変わってしまうことがないとは言えません。

対話は両者がいて成り立つものです。病院でこんなことを言われた、嫌な思いをしたという人もいらっしゃるでしょう。病院の努力も、もちろん必要です。

でも、医療者も自然と素敵な患者さん、嫌な患者さんを感じとっています。

もちろん医療者の仕事として分け隔てなく対応すべきです。

医療者の対応にも不満がたくさんあるかもしれません。

ときに非常に過酷になる医療の現場、医師や看護師不足の地域の病院で、困った患者さんの対応に時間を割く、嫌な気持ちになる、医療者の疲弊感が強くなります。

医療者も人間です。

医療者だから病気を治すために一生懸命になるのは当然ですが、それだけではいけない、人として対応するときに感情はあるのです。

良い患者さんが増えることで、自然と医療者の力を引き出し、また医療の危機を救い、本当に必要な良い医療を残すことにもなるのです。

定期的に来院する、90歳に近い方がいらっしゃいました。

身なりも整って話もしっかりしていて品があり、あんなふうに年を取りたいですね、と思わず看護師さんも言ってしまうような方でした。

内服の薬に加えて、湿布や目薬なども必要なのですが、いつもどれをどのくらい、薬は余っているものがあるので、この日数で、とメモを持っていらっしゃいました。

ある日、遠慮がちに、「ちょっと爪を見ていただきたいのですが」とお話を始めました。爪が分厚くなっていて爪の水虫とは違う、厚爪甲症という状態。

治療は薬とかで簡単に、というわけにはいかないのですがとお話しすると、「見せるものでもないですしね」「もうすぐあの世に行きますし」とさらっとおっしゃいました。

高齢の方にはときどき見る爪、治療は難しいと手は出さないのですが、この方の爪は何とかしてあげたいなあという気持ちに自然となったのでした。ちょうどやろうかなあと思っていた治療があり、忙しさでとまっていたのですが、これを機にできるようにしようと進めることにしました。

仕事としてするべきことはしますが、感情で動かされる部分もあります。

一方で言うことを聞かずに好き勝手なことをしながら、悪くなったら医者のせい、病院のせい、という患者には関わりたくないのが本音です。

なんともないからいいよ、と言いながら、悪くなったら夜間の救急外来へ、当直医は夜だけ仕事しているのではありません。

病院はなんとかしてくれるもの、なんでこんなことにと人に責任を押し付けるような患者さんは嫌われます。

もちろん、医療者こそ客観視力を発揮して、好き嫌いという主観ではなく淡々と対応することも必要です。

限度を超えるときには組織で対応を考えるべきですが、そこに医療の人的資源を使うのはもったいないことです。

医者の言うことには従うべき、ということではありません。
情報をより多く持っている専門家を上手に利用するためには、相手だけに求めるのではなく、あなた自身が自然に発するもの、対話する力が必要なのです。

昔は、医者は「パターナリズム」と言われました。
「こうしろと言われたら患者は従うべき、文句を言うべきではない」という古き医師もまだいるかもしれません。確かに数年前にはまだ、患者さんのちょっとした文句に「クレーマーだ！」と言う医師がいました。

今の医学教育は大きく変わっていて、医療現場でも患者さんの声を聴く、共感する、そんな対応を学ぶ重要性を教えられています。
もちろん個人差もあるし十分ではないこともあるでしょう。

でも、どうにもならない状況もやってきます。**自分を守るために自分が賢い患者になる、医者や病院を利用する力が必要な時代**なのです。

医師と患者とのズレから生じる小さな対立、不満をたくさん見てきました。

「そうじゃない！」と思ったことがありました。

強く言った人が得をする、医療者は嫌な思いをしても我慢する、患者さんは思っても言えない、そんなことがなくなるように、お互いの力が必要です。

良い患者さんと感じられたほうが自然と医療者の力を引き出し、また、医療の危機を救い、本当に必要な良い医療を残すことにもなるのです。

❖「医師の時間」を奪わない対応はありがたい

❖ 有事に医療者が思ったこと

「医療者の皆さんありがとう」というたくさんの声を聞きました。それは大変ありがたいのですが、一方で医療者からの切実な声もありました。

「感謝はいらないから、当たり前の医療をさせてほしい」

新型コロナ下での非難中傷、差別、本来の仕事とは別のところで大きなストレスを感じ、子どもを保育園で預かってもらえないなど、社会との軋轢から思うように仕事ができない、といった場面が多々ありました。

嫌な思いをしないで当たり前に仕事ができること、有事は終わっても、日常からそんな環境を創っていくことが、良い医療を受けるために必要なのです。

❖診察時の準備

ある調査で、医師に尋ねた患者さんへの要望の一番は、**「医者の時間を奪わない」**ということでした。

好かれる患者さんとは、感じが良いということだけではありません。状況を考えてきちんと準備をしてきます。

自分のことをしっかり説明できるかどうか、病院や医者にお任せではなくて、自分も協力する、という姿勢が伝わる患者さんは、医療者から見ても素敵な患者さんであり、医療者が助かるのです。

病院では多くの場合に「診察」をします。

内科的な診察では胸やおなかを診ることが多いでしょうが、まず自分が診てもらいたいというところがあれば、診察しやすい服装できてほしいのです。

足を診ることがわかっているのに、ストッキングを脱ぐ、厚着しているから脱いだり着たりするのに時間がかかる、時間を奪う場はいろいろあります。

大きなクリニック、診察の場所や看護師さんが十分いるところでは、準備して待っていてもらう、話もいろいろとうかがっておくということをしているかもしれませんが、どこでもそんなふうに整えられるわけではありません。

医者だけでなく、看護師さんが不足している病院もたくさんあります。

❖尋ねられる「自分」のこと

初めての受診であれば、多くの病院でまずは問診票の記入をするはずです。

そのときには受診した経緯のほか、あなた自身のことをいろいろ尋ねられます。病院に行くときは、自分を振り返っておいてください。

症状がいつからなのか、わからないときもあるかもしれません。

「かなり前」という言葉を聞くことがありますが、これは客観的な言葉ではありません。「かなり前」は人によって、場合によって、1か月だったり、半年だったり、1年だったりと異なるのです。

これが主観的です。

誰にでも共通した理解が得られるように医療者は聞き直すはずです。

本当にわからないとき、「十代のころには気づいたけど、もっと前からあったと思う。でもわからない」と伝えたら、そのままの表現でカルテに記載したりします。

わからない、というのも事実なのです。

医師がカルテの最初に記載するのが「主訴《しゅそ》」というものです。

名前の通り、主な訴えです。発熱、頭痛、腹痛、動悸など。いつからどんな症状が、その症状の特徴は、これがあなたに生じている事実です。

どんな症状があるのか。痛い、苦しい、いつ強くなる、など。

医者は話を聞いて診察をして、考えられる疾患を浮かべて、必要と思う検査を行います。

すぐに治療でよいのか、診断がつかなければ根本的な治療にはすぐには進めませんが、症状があれば苦痛を和らげる治療だけを行って検査などを進めます。

❖事実と感情・考えを分ける

ある部位の痛みで受診された方がいました。

過去の病気の話をいきなり延々と始められて、まず診察をと言っても、「ちょっと聞いてください」と高圧的な態度（と感じました）。

自分では過去の経緯が関係していると思って、まずは全部話したかったようですが、専門的には関係ないという判断でした。

「症状」は、あなたが感じる「事実」です。

その背景に原因があるかもしれず、何が関係しているか、思いがけないことが関係していることもあります。

患者さんの話以上に隠れていることを聞き出すのも必要で、医療者の力が問われるところでもあります。

考えられることを話してくださるのは助かることです。

しかし、**「事実」とそれ以外、すなわち「推測、自分の考え」を分ける**だけで、グッと伝わり方が変わって素敵な患者さんができ上がります。

事実、症状の話のあとで、「ちょっと気になることがあるのですが」「どうぞ」から始まる会話、「そうなんですね」という相づち、笑顔があるだけで、医療者の感じ方は全然違います。

もっともこれは日常の会話でも同じです。

患者さんは、病院に来るときは緊張していらっしゃる方が多いのでしょう。

自分の体のこと、不安になるのは仕方がないかもしれませんが、誰でも病気にはなるもの、自分も楽に、上手に専門家を利用するために、対話の準備をしたいものです。

そして医療者も、リラックスした対話ができる準備をしなければいけません。対話は双方向です。

こちらも笑顔と声かけ、とは言っても医療は完全なサービス業ではありません。具合の悪い方がいらっしゃるのですから、満面の笑みではなく、穏やかな共感のほほえみが欲しいところです。

患者さんもどんな医療者なのか、病院なのか、観察してみてください。

あまりにひどいときは投書もありです。よかったときもぜひお伝えいただくと医療者はとても喜びます。

❖「自分歴」のプレゼンテーションができるように

受診する理由となる症状のほかに、初めての受診であれば必ず聞かれることがあります。

「既往歴」「合併症」「アレルギー歴」。

カルテの中にはこんな項目として記載されます。

❖あなたのこれまでのこと

「既往歴」とは、あなたのこれまでの病気などです。

直接関係のない診療科であれば、簡単に済ませたり、あえて記載しないこともあります。あなた自身はわかっていることですが、他の人にすぐにわかるように伝えていただけると助かります。

高校生のとき、○歳のとき、○○年に、というのが客観的な表現です。出産したとき、結婚前、と言われても他の人にはわかりません。

そう言いながら何歳のときだったっけ、と思い出そうとする方はよくいらっしゃいます。

簡単な方は良いのですが、年を取るほどにいろいろと起こるものです。**何歳のときにどんな病気をした、ときちんと伝えられるように整理しておきましょう。**多くの病院やクリニックで、問診票に記載するところがあります。

ご主人のいくつもの病歴を○○年に何、と全部メモされて持っている奥様がいらっしゃいました。大変助かります。

ご家族に何が起こるかわかりません。家族の分もわかるようにしておきましょう。

❖あなたの現在のこと

過去のことに加えてまさに今、治療している内容は大事です。

内服している薬とともにどんな病気で何の薬を飲んでいるのか、把握しておきます。今はお薬手帳が一般的なので、いつも携帯していれば覚えられなくても大丈夫です。

「今飲んでいる薬はありますか?」

どんな病気を持っているのか、治療をしているのか、ということはこれから治療しようという医療者の立場からはとても大切なものです。

特に問題になる「血液サラサラの薬」を飲んでいるかどうかをはじめ、自分の今の病気、薬はちゃんと把握してください。自分のことです。しっかり伝えてください。

❖お薬のアレルギーありますか?

こんな質問は必ずあります。アレルギーという言葉は広く解釈されることもあります。知りたいのは、通常では起こらないようなもので反応してしまうこと。

特定の食物を食べるとアレルギーが起こるとわかっていて、それを避けるなどの対応をしている方は、しっかり伝えてください。

喘息や花粉症なども広い意味でのアレルギー疾患です。喘息があると、今は落ち着いていても、痛み止めなどの薬が使いにくい、特定の薬でアレルギー反応を起こしやすいなどが知られています。必ず知らせてほしい情報です。

薬のアレルギーがありますか？　という質問に対して、何も思いつかない方は良いのですが、**アレルギーがある場合にはその薬剤名をしっかり伝えることが必要**です。

「あったけど、何の薬かわからない」というのでは、伝えられたほうは困ってしまうのです。

「化膿止めが合わないんです」という方がいらっしゃいます。

化膿止めとは抗生物質、細菌感染を起こしたときに必要な薬です。種類はたくさんあるので、全部の抗生物質が使えなかったら困る場合があるかもしれません。

「薬はわからないけど発疹が出たことがあります」

医者が今出そうとした薬は大丈夫なのか心配になります。

こんなときにどうするかというと、どんな病気のときに、どんな状況で飲んだ薬なのか、ということを詳しく聞いて推測するしかありません。

「**自分に合わない薬の名前を覚えておく**」ということはとても重要です。

とはいっても、医療者がきちんと伝えなければいけませんね。ある薬にアレルギーがあることがわかったときに、その病院でのカルテには記録しておくはずです。

しかし、医療者はそれで終わりにしてはいけないのです。患者さんに伝える重要性を忘れている医療者がいたら、それは不十分な対応です。

薬が合わなかった、というときには、その薬の名前を教えてもらうこと、万が一医療者が言ってくれなかったら、尋ねて、自分で他の医療機関に行ったときに伝えられるようにしましょう。

医療を安全に受けるために、自分自身のことは自分で把握すること。

自分を守るためにも、医療者を助けるためにも一番大切なことなのです。

❖ 準備はメモして

自分について伝えることは、何が一番問題なのか、どんな事実があったのか、自分の過去と現在の問題です。しっかり伝えられるようにしましょう。

今は様々な情報があふれています。すべてが正しいことではありません。わからないこと、心配なことがたくさんあるときには、きちんとメモしていきましょう。

外来での対話だけではありません。

治療方針を決めるとき、命やそれからの生き方を考える重大な決定をしなければならないということもあります。そんなとき、本人の意志がわからない、家族の意見が一致せず困る場合もあります。

第4章で述べますが、命に関わる決定は誰にでも求められる、予期されることなのです。覚悟と準備、これがしっかりしていることは、自分たちも医療も助けることになります。時間を節約する、などという問題だけではありません。

そういった、自分や家族を大事に考えて覚悟を決めるという姿勢は、これからの時代に誰もが持つ必要があるのです。

❖「傾聴」はお互いに

私は紛争や対立のときには、「傾聴が大事」と医療者に伝えています。傾聴とは、聴くだけでなく、共感と相手の承認です。

対立するような場では、相手の言うことが明らかに間違っていても、こちらから言いたいことがあっても、いったんは傾聴することが重要です。

対立するときには一方が怒っているような状況が多いですが、怒りというのは二次的な感情なので、その奥には別の感情が隠れています。

不安が強くなれば怒りになります。期待が裏切られた、自分への後悔、そういった感情があるのです。

こんなことが、あんなことが、という必要な事実、眠れないほど痛かった、何度か目が覚めた、そういった事実からその重症度を測ることができます。

不安はわかりますが、それだけをずっと話していても前に進みません。医師の話を聞く姿勢、知りたいことを質問する力も重要です。


傾聴・共感・承認はお互いさまです。


持っている情報量が違うのですから、医療者は相手がわかるように言葉を言い換えたり、文字や絵でかいたり、伝える努力が必要です。

医師の話を聴く場合も、相手の話に関心を持って聴くと自然と質問も出るでしょう。わからないと質問できないのですが、わからないときにはそう伝えましょう。

もちろん状態が良くなることを目的として受診しているのですから、治ってしまえばよい、と思うかもしれません。でも、すんなりとはいかないこともあります。

どのくらいでよくなるのか、よくならなければどうしたらよいのか、どんなことが予測されるのか、見込みがわからないと、先々起こったことで不安や不信を抱くことになりかねません。

医者は患者さんより情報をたくさん持っていますから、ときに自分の立場で説明に走ってしまうかもしれません。

病名ひとつをとっても、さっと言われてわかったでしょうか？　わからないけどスルーしていては、その後の経過次第でトラブルになりかねません。

医療は不確実です。その時点で確実な診断に至っていないこともあります。可能性をいくつか話したり、経過で治療を変えたり、予測できない経過で悪くなったり、ということも起こりえます。必ずしも治って終わるものではない、病名はつかないけれど症状が残る、上手に付き合っていかなければならない状況もたくさんあります。

早く治してくれればよい、と思っているかもしれません。もちろん、すぐに治ってしまうように越したことはありません。

医者に診てもらえばなんとかなる、というのでは、医者の考えることとの間でズレが生じます。

とは言っても経過は様々、ときに予測しないことも起こります。怒りは不安から連続します。患者さんが心配のあまり、質問が強い口調になってしまうことがあるかもしれません。医療者は気持ちに共感することが必要ですが、医療者も人、嫌な思いをしながらの説明は硬くなりがちです。

傾聴は「相手の関心」に関心を持つ、わからなければ尋ねる、医師の説明を聴く、自分のことに関心があるのは当然です。不安を残さないようにキチンと対話をしましょう。

何が心配なのか、何をしてほしいのかをきちんと伝えられることで、自分自身の安心も得られるのです。

❖自分も医療も助ける賢い患者に

❖言葉遣いも社会人としての常識がほしい

医療者は患者さんを診るのが仕事です。

どんな人でも仕事だから診る、というのでは寂しいものです。気軽に話せること、そんな雰囲気は大事です。

でも、それと何をどんな言い方をしてもよいというのは別のことです。

初めての人との対話、患者さんがどんな医療者かを見るように、医療者もあなたを見ています。良識を外れた言動や態度であれば、黙って聞いてはいても、そういう人、と見ています。

フレンドリーも良いときもあるかもしれませんが、初対面の人との対話の始まり、いきなり気軽なトークもどうでしょうか。

きちんと、**「です、ます調」で話し始めるくらいは意識してほしいもの**です。

もっとも、対話はお互いさま、医療者から良い波動を出すべき、一流のサービス業と比較したらどうなのか？　ということも言われてしまうかもしれません。

医療機関は「いらっしゃいませ」と頭を下げる場所ではありません。不安のある方、自分の症状を何とかしてほしいと不安のある方を優しく迎える場所です。そういう雰囲気をつくっていることで患者さんにも自然と、それに合わせようという気持ちになることもあります。

行きつけの歯科医院、受付の対応が素晴らしいのですが、ときどき乱暴な言葉遣いの患者さんが見受けられます。

傍から見ているとせっかくの雰囲気を壊されてしまう、自分の世界でなんでも進める人がいる、社会の中で好まれません。

重大なことも起こる、生きることに関わる医療の場、対話もちょっと気持ちを切り替えて、自分のことをきちんと伝える、しっかり聴く、という気持ちは必要です。

医療者は、患者さんの不安な感情に寄り添う必要があります。しかし、様々な業務に忙殺される中で十分に気が回らないことも少なくありません。

医師も人間、感謝されればうれしく思い、嫌な態度には嫌な気分になるのです。

診察室に入ってきた態度ひとつも、しっかり挨拶して名前も名乗ってくれる気持ちよい患者さんには気持ちが和みます。

診てもらうのが当然という態度には、自然と対応がこわばるかもしれません。

❖患者の質は医療者の気持ちに影響する

コミュニケーションは双方向、相手から受けたものをこちらで受け止めて返す、キャッチボールのようなものです。

親切で丁寧な対応を医師に臨むのであれば、まず診察時の対応から気を付けてみるとよいでしょう。そして相手の対応を客観視、です。

本当にひどければ間接的に伝える方法はあります。

ここにも需要と供給の関係が働きます。他に選択肢があるのであれば他の医療機関に行けばよいのです。少し大変でも遠方まで行くという選択肢もあるかもしれません。

競争があれば医療機関も医療者も淘汰されます。患者さんに選ばれなければ経営が成り立たなくなります。

でも、多くの医師や病院が不足する地域では、自分を顧みずに文句だけ言っていると、医療者が嫌だと感じる患者さんが多いと、医者もますます逃げて行ってしまうかもしれません。

そんなバランスも、新型コロナの時代を経て変化しています。

これからの充実した医療は、患者さんと医療者が一緒につくるのです。

❖対話の始まりは挨拶から

医師はパソコンしか見ていない、と言われることがあります。

外来では、前の患者さんのカルテを記録しながら、次の患者さんを呼び入れ、診察中もカルテに記録したり、投薬や検査、処置のオーダーをしたりと、とにかくやることはたくさんあるのです。

もちろん、良い関係づくりには、目を合わせて対話することも大切です。患者さんからも積極的な挨拶があれば、手を止めてこちらを見るきっかけにもなります。

また、今は医療安全のために、診察室に入ったときに、お名前を名乗ってください、とお願いしている病院も多くなっています。

きちんと名乗るということは、単に安全のための行動、というだけではありません。病院に協力してくださっているという姿勢が伝わり、医療者はうれしいものです。

それは、自分をきちんと大事にしているという姿勢が伝わるということでもあります。

❖前医の治療は貴重な情報。全部説明できないなら紹介状をもらおう

医者と患者の間には、考えることにズレがあります。

これはどこでも同じで、良いと思って行うことが、相手にとっては望まないことかもしれません。

病院で働いていると、「○○に行ってたけど、よくならないから医者を変えてみた」「町医者に行ってたけど……」と言う言葉を話される方がいらっしゃいます。

病院のほうが良いと思っているのか、前医の悪口を言うと喜ぶと思っているのか。

「そうではないのだけど」とこちらは思ってしまいます。

前医では良くならなかった、なんだか合わない、話がわからない、といった様々な理由で病

院やクリニックを変える、ということはあるでしょう。

それ自体を否定するわけではありません。

「後医は名医」という言葉があります。

後から診ればより多くの情報があるので、診断も治療も選択しやすくなります。

医師が必要なのは**「これまでの情報」**です。どこでどんな治療を受けて、どういう経過なのか、その事実が必要なのです。

嫌な印象を持った、治らないから不安になった、そういう感情ももちろん聴きますが、事実をしっかり伝えてから、**事実と感情の切り分け**をしっかり意識しましょう。

情報を全部、自分で伝えられるのなら、医者を変えるのもありです。ちょっとしたことで紹介状がすべて必要ということではありません。
自分の判断で変えている人もたくさんいるでしょう。でもそのときには、すべての情報を伝えられることが条件です。
患　者「医者変えてみた」
医療者「もらっていた薬は？」

患　者「わからない」

これでは、あなたにメリットはないばかりでなく、自分のことを把握していない、医療に依存している患者と思われて、医療者に嫌われます。

大きい病院がよい、ということではありません。

でも、問題があるかもと思うクリニック、専門外だけど対応しているだけというところなど、いろいろあります。

患者さんの判断で変更することが必ずしも悪いことではないと思います。しかし、検査をしたデータ、資料がある場合、ある程度の期間治療している場合などで、それでも他を受診したい、という場合にはきちんと紹介状をもらってください。

あるいはセカンドオピニオンを受けることも可能です。これは必ず紹介状が必要です。他でも話を聴いてみたい、と言われて医療者が嫌な顔をすることはないはずです。

ただ、あまりにも明らかに無用なのに大きな病院に行きたい、紹介状を書いてほしい、というときにはお断りすることもあります。

無理を言う、必要以上に神経質になる患者さんにはときどき出会うからです。

医師も診察には責任を持ちます。無理を言うなら、自分に責任を持って行動してほしいからです。

あなたがきちんと自分のことを考えて、医師の話を聴いて、それでもこうしたいと判断するよい患者であれば、医者もあなたに協力するでしょう。

医療は絶対ではないことはよくわかっているからです。

❖「伝える」と「伝わる」は違う

医者の伝えることを全部理解するのは難しいものです。

初めて聞く単語がずらっと並ぶようなことを話している場合もあるわけです。

単語ひとつをとっても、言葉で言われたことを正確に再現するのは難しいものです。

さらに一気に早口で話す医師もいるかもしれません。

質問してくださいと言われても何を聞いてよいのかもわからない、という状態にもなりかねません。

医療事故の対応のとき、多くのご家族は録音されます。

昔は相手が録音していると、医療者のほうに緊張が走った、ということもありました。医療事故のとき、不信感を持って話を聴きたいというときは特別、有事の場合と思われるかもしれません。手術の説明なども録音は普通になっていくのかもしれませんが、医療に関わる人の資源には限界があります。

死亡された患者さんのご家族に、主治医からお話しする場に立ち会ったことがあります。予測外の結果でした。やむを得なかった経過と考えても、医者も悔しいのです。無念さがにじみ出ていました。

でも高齢のご家族、録音されていませんでした。ご家族も無念さはありますが、ご理解いただいたようでした。ただ、最後に困ったようなお顔をされていました。

こちらは録音していました。「今のお話、まとめたものをお渡ししましょうか」と声をかけると、「いただけるのですか」とほっとしたようなお顔をされました。

「お話はわかったのですが、親戚のものにも伝えなければならないので説明できるかと心配で……」とのことでした。録音をもとにまとめたものをお渡ししました。


文章はかなり気を遣います。一生懸命伝えようという医療者、残念な結果になったご家族、事実と医療者の考える判断を齟齬なく伝えつつも、気持ちに配慮した言葉でなければなりません。


感情が動いているとき、言葉ひとつで読む人を傷つけることもあるのです。

医療事故、亡くなられたときのお話、特別なことと思うかもしれません。

多くの医療事故対応をして思ったのは、小さなトラブルも日常の対応も全部つながっているということです。


日常では、医師も伝えたから、と思うかもしれません。伝えた証拠としてカルテ、説明文書は重要ですから残します。

ただし、どう伝わっているか、本当に理解されているか、そこにはしばしば両者のズレがあります。もともと、違う世界を見ているのですからやむをえません。

医師は伝えたから十分、と思っているかもしれません。

もちろん、それでよいということではないですし、患者さんが自分にとってどういう状況を想像しているのか、自分の言いたいことと一致しているのか、繋ぐ努力は必要です。

検査で見えない重症度の判断もあります。

その時点ではわからないこともあります。あなたの伝え方ひとつでも判断が変わってしまうことがあります。

あなたの本当の想いが伝わっているか、具体的な事実をしっかり話しましょう、そして不安があるならそれも伝えてください。

❖メモする、検査データは持ち帰る。自分を大事にしているということ

準備の段階でも、伝えるべきことを考えて、全部覚えられないようならメモを持つことが望

ましいです。尋ねたいことをきちんとメモしていらっしゃる方もいます。

医者の話はわかりにくいもの、でも何を質問してよいかわからない、聞いてはいけないのでは、と思う患者さんもいらっしゃいます。

わかりにくい言葉はメモをとる、検査データはきちんと持ち帰る、心配な点は尋ねるという「自分を大事にして、しっかり考えている」という姿勢が医療者にはうれしいのです。

手術のときなどはきちんとした説明文書、同意書へのサインという過程をとりますが、普段の診察でもちょっとしたメモを書くことがあります。

置いて行ってしまいそうな方には「どうぞ」と持ち帰るように差し出しますが、「いいんですか」という返答をいただくことがときどきあります。

もらってはいけないもの、と思ってしまうのでしょうか。自分のことです。

「いただいていいですか?」と言ってしまいましょう。

❖見通しがわからないと後で不安になる

良くならなければ不安になります。治らないのですか？　と聞かれます。どんなことが起こりうるのか、わからないから不安になります。そのときは良くなっても、医者も予測できないような変化も起こりうるのです。

一般的な見通しを聞いておくことは、あきらかにそこから外れた経過のときに、また受診してみよう、と考える目安になります。

こんな経過が考えられる、という先の見通しをイメージできるようにしておくことは、自分が安心するためにも必要なのです。

もちろん医師が先に話すべきことですが、忙しいなかではその部分を省略してしまうこともありえます。

この治療で良くなると思ってもうまくいかない、良くなると思ったのに、と不信を持ちかねません。

医師から先に伝えることがスムーズな関係を築くためには重要ですが、医療はともに進める

もの、もしそれがなかったら尋ねてください。

「治らないのですか？」と聞かれることがあります。

もちろん治って終わってしまう病気もあれば、上手に付き合っていかなければならない病気もたくさんあります。

医療は完璧なものではないのです。

自分には起こらないこと、と他人事にとらえてしまっては、医療にお任せになってしまっています。

100％ではない、リスクも自分には起こりうる、ということを冷静に考えていく必要があります。

患者さんの気持ちに寄り添いつつ、適切に診断し、治療を提供する、医療のあるべき姿ですが、**「医療にお任せ、病院に行けば何とかしてくれる」ということでは、多くの医療体制が厳しいところでは、さらに医療を圧迫しかねません。**

好ましい患者さんには何とかしようと思い、自分本位な患者さん、医療を受けることは当然と思っているような方には、嫌な感情は持つのです。

仕事だからと対応しても、医療者の気持ちをそぎ、より大変な状況にもなります。


医療が充実していれば、患者さんも選ぶことができます。

足りなければ我慢する、不便を生じる、これは社会の原理です。

良い患者さんが増えて、医療者も気持ちよく対応する、そんな関係をつくっていくことが、これからの時代に医療を上手に利用するために大切なことなのです。

第4章

自己責任力

～自分で選択して、
覚悟を持とう

❖有事には、医療の限界を知った！

救急車のたらい回し、という言葉がありますが、病院も好きで断るわけではありません。コロナ専門病院をつくり、専用フロアにして、人員を精一杯確保して、できるだけの人数の患者さんを受け入れようとしても病床は一杯になりました。

新型コロナの第3波以降、収容先の病院が決まるまでに数十か所断わられた、当たり前のようなことになった地域があります。状態が悪くなってようやく入院、感染しているから、少し症状があるからということでは入院もできない、どうにもならない状況でした。

現場の医療者は必死でも、限界がありました。医療者に向けて感謝の言葉もたくさんありましたが、文句を言われても無理だ、と思った医療者が大勢いたでしょう。

大きな災害時のような状況では、対応するための政策が重要となりますが、やはり献身的な医療者の負担は莫大なものになります。

そもそも平時の備えができていない中で、急な対応を迫られても医療者の頑張りだけに期待されては困難です。離職者が多数出たのを責めることはできないと思うのです。

地域が限定される災害であれば、他の地域からの応援を得ることも可能かもしれませんが、蔓延する感染症は簡単に対応できません。感染症は世界の大きな脅威のひとつであることは間違いありませんが、あまりにもその対応は生活に身近なものです。

それゆえに経済や社会の問題をあぶりだすこととなり、大きな変革をせざるをえませんでした。もっともこれは進むべき時代が加速したとも言えるかもしれません。

医療も例外ではありません。平時から有事に備える、リスクを予期することは必要なことではあります。緊急事態はいつでも起こりうるのです。医療そのもの、医療者に対する体制も大きく変革のときを迎えています。

❖治療の選択には「自己責任」もある

自分の身体で具合が悪いところがあれば、誰でも何とかしてほしいと思うものです。

病院に行く、というのもひとつの選択です。

本来は日常からの予防が一番大事なことです。特にこれからの高齢化社会、誰でも年齢を重ねれば、どこかしら若いころとは違う異常が現れるものです。

多くの人にとって、健康は一番の関心事、と言っても過言ではないでしょう。


「こういうサプリメントがこの病気には良いって聞いたのだけど」

「あの温泉が良いと聞いたのだけど」

診察をしていると、しばしばこのように「〇〇は良いのか？」ということを尋ねられます。

医師の立場からは、こういった手軽な療法については、良いとも悪いとも言えないと思っています。


つまり、**病院以外で誰でも手に入れられるものは、自分の責任で決めてもらう**ことなのです。


「自己責任」――この言葉は一見冷たいように思われるかもしれませんが、これは理解していただきたいと思います。もちろん、個人の考え方としてアドバイスはできます。

いつでも購入できるサプリメント、温泉、ちょっとした民間療法、手軽なものには大きな危険はないものがほとんどでしょう。

「特別なお勧めはできませんけど、誰でも手にはいるものは自己責任なんですよ。いずれにしても医学的なエビデンスは乏しいものも多いので、特に高額なものはやめておいてくださいね」とお話しします。

もう少し重大な問題、大きな治療方針の決定に関わる場合もあります。

病院で提供する医療は医学的な根拠があるものとして、代表的なものであればガイドライン等でもしっかり示されています。

病院で行う治療、医師は根拠をもとに責任を持ってお話しします。

「標準的な治療」に関して十分な説明をし、標準的ではないけれども治療効果が見込まれる治療法についても説明する責任があります。

そして、提示した治療法以外の方法を患者さんが望んだときも、医療者側は最終的な決定までには、十分なプロセスをとる責任があります。

客観的に判断されたとしても、やむを得ないと評価されるプロセスを残しておくことが重要です。

すなわち、説明は十分であったか、本当に理解されるためにできることを尽くしたか、治療法について十分に考える時間があったのか、カルテへの記録はきちんとされているか、等です。

患者さんが標準的な治療を望まれないとき、それなりの理由はあるかもしれません。医療者がそこを理解したうえで寄り添って提案すれば、医療者の推奨する標準的な治療を選択されることもあるかもしれません。

でもどうしても、というときには自己責任です。

責任逃れではないですが、医療者は患者さんにとって、良いと考える最善を尽くしたということを残します。「こういう説明をしました」と、書面にサインをいただくかもしれません。それが限界だからです。

医療者のプロとしての責任、患者さんの自己責任。同じように果たす覚悟は必要なのです。

❖医療の場で生じる〝ズレ〟とは

「そんなことを言われても、わからないからお任せするしかない」

これも、たくさんの患者さんやそのご家族から聞いてきた言葉です。

医療者が多くの情報を持っているのは当然です。

「あなたはガンです。手術と放射線と抗がん剤とどれにしますか？」と聞かれても、それは選べないでしょう。そんなことを言う医師はいないと思います。

少なくとも、そんなふうに「言ったつもり」の医師はいないでしょう。でも、「そう言われた」と感じた患者さんはいらっしゃるかもしれません。

患者さんが、医師が話した意図とはまったく異なる受け取り方をされていたり、医療者が思いもかけないようなことを気にされていたり、ということは決して稀ではありません。

伝えることと、伝えられた人がどのようにとらえているかは、しばしば一致していないのです。これが医療者と患者の〝ズレ〟です。

動揺しながら聴いたことをまた別の人に伝えて相談する、そんな伝達の中で〝ズレ〟が大きくなってしまうことも多々あります。

ですから、大事な話をするときは、ご家族も一緒に聴いていただくよう、医療者からもお願いしているでしょう。

録音されることも増えているかと思いますが、まだ医療者は慣れていない方も多く、録音すると言われると構えて緊張してしまう人もいるかもしれません。

たとえば、重大な病気の宣告や手術の説明があるとします。まず医師は、病気の程度や治療法を説明します。

どんな治療法があって、どういう経過で治療を進めるのか、標準的な治療法や医師が一番良いと思う治療法と医学的な説明を行います。

しかし、そのときに、患者さんにとって頭の中にめぐるのは治療法だけではないかもしれません。仕事のこと、家庭のこと、自分の予定など、自分の生活のこと、大きな問題です。話を聴きながらも、患者さんの気持ち、関心は別の方向に向いてしまっているかもしれないのです。

以前、ちょっと驚いたことがあります。結果が悪かった患者さんのご家族からお話をうかがっていたときのことです。医療者への不信を持っていらっしゃいました。

「一番不信に思ったのは……」と話し始めたので、「何ですか?」と思わず前のめりになってしまいました。

その方はこう続けました。「手術のときに取ったものを見せてくれなかったことです。ほら、普通なら手術中に呼んで見せてくれるじゃないですか。見せてくれなかったってことは、何かあったに違いないですよ」とおっしゃったのです。

一瞬、「そこが問題ですか？」と驚いたというのが私の本音です。手術で切除したものを見せる、見せないという問題はここでは置いておきます。

医師の方針もあり、手術中に取ったものを外に持ち出すのはどうなのかとか、方針は定まっていないようです。病院によっては決めているところもあるのかもしれません。

私は、手術後に回復することなく亡くなられた方のご家族とたくさんお話をしました。さらに、同じことを言われた患者さんのご家族は1件ではありませんでした。

これはひとつの例ですが、**どんな場面でも、両者の場があって、そこには違うストーリーがあるの**です。

医療者は必死に手術を行っているストーリーがあり、ご家族は心配しながらいろいろなことを考えている、そして両者の想いは伝わってはいないのです。

結果が良ければ、あまり問題にはなりません。治療を受けて元気になる、家に帰る、これが患者さん側が一番望むことだからです。

しかし、医療では不確実なことが起こります。

結果が悪いとき、その過程で思った疑問、不満が大きなトラブルの原因となります。医療者と患者さん側で思っていることは違うのです。

医療者はそんな違いがあることを理解したうえで、わかりやすく話し、質問がないかを尋ね、信頼関係を築く必要があります。

患者さん側もわからなければわからない、ここが疑問だと伝えてほしいのです。

❖手術で伝えられること

医師がやるべきことはたくさんあります。たとえば入院、手術となれば何枚もの同意書にサインをしてもらわなければなりません。手続きの煩雑さは大きくなる一方です。

以前、医療事故後の対応、院内改革をしたときに、同意書が簡単なもので、記載の内容が診療科や個人でバラバラだったことを非常に問題だと非難されました。

その後、大きく改革しました。手術の同意書は院内で統一の形式とし、記載しなければならない内容を決め、院内で確認、承認して使用するという体制としました。

記載すべき内容の見出しはこんなふうになっています。

・あなたの病名と現在わかっていること、その状態、検査部位
・この治療の目的、必要性、利点
・この治療の内容と注意事項
・この治療に伴う危険性とその発生率
・偶発症発生時の対応
・代替可能な治療
・治療を行った場合に予想される経過
・治療を行わなかった場合に予想される経過
・治療の同意を撤回する場合

びっしりと書かれた文章はわかりにくいでしょうから、今はもっと進化していると思います。形式は病院によって違うでしょうが、今あなたの病気がどんな状態で、どんな治療を予定していて、それに伴うリスク（いわゆる治療に伴う合併症など）はどうか。

さらに、実際に行ったらどんな見込みなのか、行わなかったらどうなのか、ほかの方法はあるのか、比較してどうなのか、これらの内容は、伝えるべき事項として患者さんに伝えるべき必要な事柄なのです。

治療内容はもちろんですが、患者さんは当然、治してもらうもの、と思っていますから、リスクは医療者からしっかり伝えなければわかりません。

それでも、たとえば「1％の確率で起こる」と言われた合併症、そう言われても1％の確率は自分にとってはまず起こらないこと、と受け止めるかもしれません。

でも医師にとっては、「100回に1回、これは高い確率」ととらえてお話ししていることもあります。

何もないと、伝えるべき内容が漏れてしまうことがあるかもしれません。全部口頭で話されても、聞いたほうも忘れてしまいます。

ひとつの治療に関して言うなら、ほぼ同じような説明が含まれます。その都度、記載するのは大変です。

医療者は一般的な内容は残しておき、漏れのないようにできるというメリットがあります。患者さんにとっても、書面があれば、あとでゆっくり読んでいただくこともできます。

じつは重大な治療の説明をした場合、患者さんが承諾する前には、ゆっくり考える時間をとる、ということも大事とされているのです。

もちろん、患者さんの状態は一人ひとり異なるので、一般化された説明文書に加えて、その方個別の内容を加える必要があります。


特に「リスク」が問題です。これは行う**治療自体のリスクの大きさという要因と、その患者さん個別の要因の２つが問題になる**のです。

行う治療自体というのは、難しい手術であれば、当然リスクが高いということです。

患者さん個別の要因というのは、たとえば高齢である、別の合併症があるといった、治療に影響を与えるであろう要因です。

これを合わせて「個別のリスク」と言います。これが大きい場合、医療者が説明にあたって、一番しっかり残しておくべきことになります。

リスクというのは術後合併症を起こすとか、そのあとの回復が悪いであろうとか、日常生活の質が低下する、などです。

日常生活の質、つまり、これまでできていたことができない、不自由なところが残ってしまった、認知症が進んでしまった、これまでできていたことができなくなった、家で暮らせなくなった、など日々の生活に関わることもあります。


医療事故の問題、特にその中で「インフォームドコンセント」と言われる「説明と同意」は非常に重要とされました。

「医療者の説明は一方的ではいけない、メリットだけが伝わってはいけない、リスクもデメリットも伝えてよく考えて決めてもらうこと」というのが原則です。

「あまり難しいことを言われても、任せるしかないし」と思うかもしれません。

もちろん医療者がリスクを恐れて、最悪のことばかり話をしていては、患者さんは不安になってしまいます。

医療は不確実、どんな治療にも検査にもリスクはあります。検査の合併症で亡くなる方もいるのです。とても低いものであることがほとんどですが、起こらないわけではありません。

私もごくまれには重篤な合併症を起こしうる治療については、「ごくまれではありますが、ひと通りお伝えしなければならないのでお話ししておきます。何か起きたらできるだけのことを行います」とお話しします。

そういったリスクを承知したうえで、その医師を信頼して受ける、それが医療なのです。

説明されたこと、自分や家族がどうなるのか、のイメージができるか、ということですが、それでもごくまれには予測外のことも起こります。

❖有事には、平時の常識は通じない！

たとえば手術をするとき、文書での同意は基本です。でも緊急時はそんなことは言っていられません。ご家族に電話での説明、同意をいただいて行うこともあります。

一刻の猶予もないこともあるのです。命に関わるような状況では、何をおいても救命処置は優先されます。

新型コロナは、同じような状況と言えます。

ご家族は電話で状況を聞く、亡くなったという知らせを受けるということもあったでしょう。

「通常いただく、たくさんの文書も省略しろ」と言っていた感染症の専門家もいました。

そこに時間と人手を割いていては、医療者はますます疲弊してしまう状況です。たくさんの書類は、医療者と患者を守るために必要とされながら、そのために多くの労力を必要とします。非常時には優先すべきこと、省略すべきことが許されなければ、医療現場の崩壊が進みます。

また、物理的に病院や介護施設ではご家族の面会は禁止、重篤な状況でもご家族への説明は電話やオンラインとならざるを得ないといった状況でした。

逼迫した医療の現場、説明して文書をいただく、ということはできない状況も多々あったでしょう。平時の状況でやるべきことを同じように望まれたら、医療現場はつぶれます。**平時と有事の状況の違い、これも医療現場の現実であることを理解しておく**必要があります。

❖覚悟を持って医療者を信頼できますか？

医療者と患者さんの間には、〝ズレ〟があるとお伝えしました。医師は医療一筋の専門家、情報量が違うのは当然です。

医療の世界というのは、ある意味閉ざされた、一般社会とは少し違う感覚があるとも感じます。

でも、多くの大変な治療を担っているのは、その世界で一筋に学んできた人たちです。ズレを繋ぐためには、一方からの努力では不十分です。

医療者は伝えるべき内容を満たしながら、それをわかりやすい言葉で伝える義務はありますが、忙しい中でもやるべきことを多々抱える医師もたくさんいます。

対話は双方向、お互いの協力が必要です。**医師が説明すべきことは患者さんが知っておくべきこと**でもあります。

お任せで結果が悪かったら文句を言うのではなく、「本当に信頼できるか、わかっておくべきことを理解できているか」、自分のことですからしっかり覚悟を持って、信頼できると思う医師から医療を受けましょう。

医師もいろいろです。話が上手ではない医師もいます。

でも一生懸命、真摯に相対してくれているのかどうかは、きちんと対話をしていればわかるはずです。わからなくても仕方がない、ではなくて、あなたの本気度にもよるのです。「お任せします」ではダメですよ、ということも言われます。でも実際の現場では、「お任せするしかないから」という言葉もよく聞きます。

「お任せ」がいけないとは思いません。しかし、自分が起こりうることがきちんとイメージできていて、目の前の医療者を信頼すると思ったら、お任せする、と言っていただけることは、医療者にとってうれしいことでもあります。

大きな治療はもちろんですが、小さなことでも、自分がどうなるのかきちんとイメージできるように、もし説明がなかったら尋ねましょう。

そのときは、対話力が必要です。相手に攻撃的にならずに、丁寧に尋ねることを忘れないでほしいと思います。

❖「医療の質」と「対話」は、医療の両輪

第2章でも述べたように、医療事故イコール医療ミスとか、結果が悪かったから医療ミスと

いうことではありません。とはいっても、だから仕方がない、説明したこと、と言いたいわけでもありません。

説明と同意、お互いの信頼関係はもちろん重要ですが、医療の結果が悪かったときに検討されるのはそのプロセスです。

医療のプロセス、たとえばそれは標準的な治療であったか、その患者さんに行うのは適切であったか、状態などの評価は十分にされているかなど、医療行為として十分にリスクに対する対策がとられていたか、ということです。

そしてそれは、医療を行う当事者の問題だけでなく、病院としての管理、すなわち、なぜ把握できなかったか、報告されていない管理体制、誰も言えなかった、言わなかった組織風土、そのほか多くの組織全体の問題が隠れているのです。

それを検討するのが「医療事故調査」です。

大がかりなこともありますが、起こったことに対する振り返り、今後に活かすためには、という検討は日常から行われるべきものです。外部の方が入るような調査は、そういった検討が行われていたかということも含めて行われることになります。

医療の過程で行われていたことが不十分と考えられる、そしてその問題としての程度が大きい、と判断すれば、病院としての過失を認めて賠償すると判断することもあります。振り返れば今後改善すべき点はあるものの、病院としての過失を認めるまではない、医療の限界だと判断すれば、そのようにお伝えすることもあるでしょう。

納得できなければ訴訟に至る、ということもあるわけですが、通常はその前に医療者と話をする場を持つことと思います。

私が関わった医療事故の問題は、何年にもわたって問題にされていませんでした。内部で問題視する声がなかったわけではありません。言っても聞いてもらえないから言うのをやめた、言ってはいけない、言えないと思っていた、そんな声もありました。

言えない組織の改善、システムとして問題を拾い上げる体制の問題も明らかになりました。そして、外部の調査の方々からも、なぜ亡くなった方のご家族は何も言わなかったのか、と問われました。

ご家族は納得したのではなく、言っても無駄、言えない、裁判になってもどうせ勝てない、と思った方ばかりです。

その時点では、納得したというか、納得せざるを得なかった、ということです。

言わなかったご家族が悪いのではありません。声を上げるのは難しい、なかなかできないもの、医療者はそれを汲み取る対応をしなければいけない、ということは強く指摘されたことでした。


大学病院の現場を離れてから、患者さんの医療の不信に関するお話をうかがう機会が何度かありました。

「真摯に対応はされたけれど、やはり納得のいかないことがたくさんある、でも病院はやむを得なかったとしか言ってくれない、これ以上対応してもらえない」というときには、別の場で、すなわち訴訟するということもひとつの選択ではあります。

ただ、それで本当に望むものが得られるのかは少し別の問題も含んでいます。これについては、次の章でも触れたいと思います。

一方で、残念なことに、「きちんと話をしてもらえない」と感じていた方にもお会いしました。

病院の対応は、ある程度責任ある立場のものが出てきて、話をしたというつもりなのかもしれません。しかし、その話は当事者にとっては、事実のわかっていない医療者からの話であり、納得できないものだったのです。

医療として行っておくべきこと、つまり、医療事故調査で振り返って、客観的に検討されてもやむを得なかったといえる、最大限の慎重な対応のプロセスをとっておくことはもちろん必要です。

それとともに、医療者は相手の気持ちを汲み取る、言いやすい雰囲気をつくる。

そして病院も「逃げない、隠さない、ごまかさない」で、その後の対応を真摯に行う、覚悟を持っての真摯な対応が必要です。

行われるべき水準を保つ「医療の質」と結果の悪い場合にどのように対話し対応するべきなのかという「医療の対話」は、医療の両輪なのです。

医療は不確実なもの、やるべきことを行い、真摯に対応して、それでも納得が得られなかったら、医療者側も毅然とすればよいと思っています。

❖「カルテ」は患者さんのもの

医療訴訟に至ったような場合、ご家族が述べる言葉に「真実が知りたい」と言われます。別の事件ですが、ご主人を亡くされた奥様が訴訟に至り、このタイトルの本を出版されています。医療事故調査委員会の調査委員でもあった、以前の医療事故のご遺族の方が強くおっしゃっていたことに、「カルテ」をいつでも患者が見られるようにすること、患者が医療の場（カンファレンスなど）に参加できるようにすること、というものがありました。

このご遺族の方は、奥様が子宮収縮剤使用による子宮破裂で第１子を死産した際、病院の対応などに納得できずに十年にわたり裁判で争いました。その後、長い年月を経て、争った病院で医療安全の講演を行うまでに至りました。

今では、病院で診療明細書が患者さんに渡されるのは当たり前のことになっていますが、それも、この方が中心となって、どんな医療を行ったのか、患者にわかるように明細書を渡すべきという運動を繰り広げたからです。

日本の医療を動かす活動をしてきたこの方の講演は激しく、かなり以前に初めて聴いたときには、医療者によっては圧倒され委縮してしまうかもと思いました。

そのときは近づきがたい方と思いましたが、じっくりお話しする機会が増えると、患者さん側から医療を改善したいという強い想いを感じたのでした。

だからこそ、患者さんがいつでもカルテを見られるようにしなさい、と強く示したのです。

どの病院でもカルテ開示は希望すればできます。カルテは患者さんのものなのです。

とはいっても、カルテ開示というのもややハードルが高いものです。医療者にとっても、患者さんが医療に不信を持ったときに行うもの、という意識がある医療者が多いのも実際のところでしょう。

もっと気軽に見ることができてよいものでしょうし、医療者はいつ見られてもよいように書いておくべきものでしょう。いつでも見られることになるかも、という覚悟を医療者も持つべきです。

カルテは医療者の連絡ノートではないし、主観的、感情的な意見を書く場でもありません。ときには、これを患者さんが見たらどう思うか、というような記載を見かけました。

カルテは院内の職員といえども無用に読んではいけませんが、関わるスタッフは医師だけでなく、読んで共有することはあります。ですから、従来から略語や横文字を使いすぎないように、ということは言われています。

ときには患者さんご本人には見せていけないような内容もあるかもしれません。これは、システムで管理できるようにすることも必要です。

医療者の記載は、事実と自分の考えることを客観的に書く、患者さん側の反応を書くときにも同じで、医療者の憶測で書いたり、決めつけたりしない、ということが必要なのです。

しかし、つい自分の考えることだけを書いていくと、読む相手のことが抜けてしまうということも目につきます。医療事故やトラブル、患者さん側の不信、いつ起こるかわからないことですから、医療者も覚悟を持つ必要があります。

もっとも、そんなに堅苦しくなく見られるのが一番です。

電子カルテに打ち込むのをずっと見ている患者さんもいます。

医師は患者でなくパソコンばかり見ている、と皮肉を言われたりすることもありますが、カルテの入力は大事な仕事です。

お話が全部終わってから、としていたら診療がどれだけ伸びてしまうかわからない、という事情がある場合もあります。診察しながら顔も見ながら、カルテも記録する、長い記録はあとにするなどの工夫は凝らすのが通常です。ご理解いただきたいと思います。

とても丁寧に長く記載されているカルテもありますが、このためにどれだけの時間を医療者が費やしたのだろうと思うと、そこまでする必要があるのか、と思うこともありました。

本当に有事の忙しいときには、最低限のことしか記載できないのもやむをえなくなります。いずれにしても、形だけでない、日常からの共有が進むのが、一番の医療の進歩かもしれません。

❖「医療事故調査制度」というもの

「医療事故」という言葉が何度も出てきますが、ミスということだけではありません。いろいろ議論はありますが、現在動いている制度なので少し紹介しておきます。

この制度は国の制度として2015年に正式に始まったものです。ただしこれは、患者さんが死亡された場合だけになります。

医療事故調査支援センターという組織に、「この制度における医療事故」に該当するケースについては届け出るという制度です。届け出た場合は、院内での医療事故調査を行い、その結果の報告書を提出しなければなりません。

ただし、届け出に該当するかどうかは最終的には病院での判断になります。

◈届け出るべき基準

①医療に起因する
②死亡・死産
③予期されなかった

詳細は省略しますが、医療に起因するといっても、院内で転倒はどうなのか、食事中に窒息したらどうなのか、医療に該当するのかどうかという判断に迷うこともあります。該当するかしないか、かなり具体的な例が示されていますが、やはり起こることはおひとりずつ違うのです。

予期されたかどうか、という判断が、一番問題になることが多いかと思います。

通常の死亡率0．1％、という説明だけでは、予期したとは言えない、ということは示されています。では何％なら予期したと言えるのか、難しいところです。

難しい、リスクのある手術であれば、それなりの死亡率の数字が示されています。

医療者にとっては、個別のリスクの説明がどのようにされていたか、それが記録にどう残されているか、が重要とお話ししてきました。

患者さん側、亡くなられるとご家族が対応することになります。そのリスクをどう捉えているでしょうか。

事故調査は院内で行うのですが、必ず外部の委員、特にその病院に直接関係のない第三者の専門家にはいっていただくことを基本としています。

客観的に忖度のない意見を述べてもらう、それを患者さんにも伝えるためです。

こういった調査は患者さんご家族が納得していない、ということを基準にするのではなく、起こった事実から基準に当てはめて判断するということが基本です。

すなわち、ご家族は納得されていても、調査すべきと病院で判断するなら調査する、ということです。

しかしながら、特に予期されたかどうかという点は、いくつもの解釈が重なることであり、医療者のモチベーション、労力などを考えると積極的には届け出しにくい点もあるのは否めないかもしれません。

報告すべきかどうかと悩む場合には、医療事故調査支援センターに相談することができます。その際には、ご家族がどう言っているかということも聞かれます。

これは個人的に思うことですが、予期されたかどうか、ということが問題になることが多く、ご家族が納得されていないということは、少なくとも予期する説明はされていなかった、と解釈できるのではということです。

「ご家族が納得されているかどうかに関わらず」と言うのは基本ですが、納得されていないなら、予期するお話が伝わっていなかったと考えて報告するというのもひとつの選択と思っていました。

医療事故の被害者の方の組織からは、この制度の不十分な点について要望書が提出されていました。議論は多々あり、予想よりも報告が少ないなどの問題もあげられていますが、長年の模索ののちにつくられた制度です。一般の方にはまだまだ知られていないように思います。上手に活用できるのが望ましいです。

❖どうしても納得できなければ、戦う覚悟も

「医療訴訟」は、あまり身近なこととは思われない方がほとんどでしょう。

結果も、医療者との対話も納得できなければ、第三者に相談するのはひとつの方法です。弁護士さんもいろいろな方がいらっしゃるので、医療に詳しい方に相談するのがよいでしょう。

弁護士さんも、まずカルテからわかる事実を確認します。

その結果、先に進めるかどうかを相談していくことになるでしょう。

訴訟で争われるのは、「どの争点なら勝てるか」という視点です。

真実が知りたい、という患者さんご家族の希望には添えないことになるかもしれません。もっともきちんと理解される弁護士であれば、きちんと話を聞きたい、真実を知りたいという患者さん側の希望には寄り添ってくれるのではと思います。

訴訟になると医療の外で判断されることになってしまいます。医療者にとっても、受け入れがたい結果となることもあります。

あくまで戦うか、和解するか、医療者も覚悟をする必要があります。あくまで争うなら、もう対話はできません。

「真実を知りたい。でもできないから訴訟に至った」というケースがあるのも確かでしょう。でも医療者とは分断されます。そこは、真実を知る場ではないかもしれませんが、他に方法がなければ覚悟を決めるしかありません。

覚悟を決めて、納得できる第三者に相談するということになります。

そんなことにならないのが一番です。

医療のリスクを知り、十分納得できるように、医療者の話を引き出せるように、事前に信頼関係を築く、医療者の努力はもちろんですが、患者力を持った患者さんになってほしいと思います。

❖最後に決めるのは自分自身！

そうは言ってもわからない、一方的な説明しかされない、他に行くところもない、ここで診てもらうしかない、といった状況も多々あるかもしれません。

地域で選択肢があれば、時間的余裕があれば、納得できないときにも他の選択肢を選ぶことができるでしょう。間に合わないとき、それは誰にでも起こりうることであり、住む地域、起こった場所、準備できることも追いつかないかもしれません。

少しでも医療のリスクを下げて納得できる医療を受けるには、あなたが冷静に客観視する力、対話で必要な知りたいことを引き出す力が役立ちます。

そのうえでのお任せするという覚悟は、医療者とも心が通じたときに感じられるものでしょう。医療者にとってもうれしいものです。

前述の医療事故を経験された調査委員の方のお話をもうひとつ。こんなこともおっしゃっていました。この方はじつは高校の先生でした。

「生徒にテストを返すとき、『どんなにテストの採点を見直しても間違いがある。だからテストを返されたときにはもう一度よーく見ろ。間違いがあったら言え』と言ってテストを返す。するとやっぱり間違いが見つかる。自分のことだから、生徒も真剣に見る、見逃さない。

患者も同じ、処方箋に間違いがあれば気づくし、カルテを見て疑問を持つこともある。一緒に治療を進めていくためにもカルテを見られるようにすることが一番なのだ」


その方は、人生をかけて医療を変えようとしたといっても過言ではありません。

「この医療はおかしい」という強い想いは、恨みなどというものを通り越して、人を動かす強い原動力となっていました。

しかし、こういった強い想いは、ときとして医療者との間に溝をつくってしまうことがあります。そこは違うのにと思っても、医療者は何も言わずにそっと引いてしまうこともあります。

一生懸命なのにもったいないなあとか、そこは医療者の考えとズレるのでは、とか思うことがまだまだありました。

医療の中での問題を指摘し改革を行いましたが、「必死の医療者がたくさんいる。だからこそ患者さんに協力してもらわなければならないことがたくさんある」と強く感じました。それが結局は患者さんのためになることなのです。

医療のリスクはゼロではない！
医療には限界もある！
有事の状況ではどうにもならない！
最後に決めるのは自分自身です。
覚悟を持って決めてほしいと思います。

第5章

生きる力・死ぬ力

～医療は、あなたが
生きるお手伝いをするだけ

❖健康の定義は「復元力」へ

私たちの寿命は延び続け、今では人生90年、100年時代とも言われます。女性の平均年齢は87.45歳、男性81.45歳（2019年）、過去最高を更新し続けています。

これに対していわゆる「健康寿命」（自立した生活を送れる期間）は、平均寿命より男性は約9年、女性や約12年短いことがわかっています。

これは支援や介護を必要とするなど、健康上の問題で日常生活に制限のある期間が9〜12年あるということです。

長い人生をいつまでも健康に過ごすためには、「健康寿命」を延ばすことが必要なのです。

そもそも「健康」というのはどういう状態を言うのでしょうか。これは人それぞれ思うことが違うかもしれません。

WHO（世界保健機構）の定義があります。

「健康とは、身体的、精神的、社会的にすべてが『完全に良好な状態』であり、単に病気がないとか病弱でないということではない」

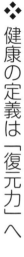

つまり、完全に良好な状態を健康と定義していました。

しかし、この定義がつくられたのは戦後まもなく、まだＷＨＯの加盟国も若く元気だったころの時代です。なので「完全に健康な状態」としたのです。


いまや高齢化が進み、日本は世界第一位の超高齢化国です。病気や障害の不安から無縁で完全に健康な生活をしている人のほうが少ないのです。

２０１４年に厚生労働省が行った５０００人のインターネット調査でも、６割の人が「健康に不安」を抱えていることがわかりました。

具体的には「体力が衰えてきた」「持病がある」「ストレスがたまる」などです。そこで、ＷＨＯの定義も見直すべきだという動きがあります。


オランダの女性医師マフトルド・ヒューバーらは、「健康は状態なのだろうか、能力なのだろうか―健康の動的コンセプト」という国際学会を開催し、新たな健康概念を提唱しています。

新しい概念は「復元力」（レジリエンス）。

「個人が社会的、身体的、感情的な問題に直面したときに、困難な状況に適応し、対処する能力」、つまり、**「病気やそれに伴う日常の不便さがあっても、医療や介護の支援を受けて人生を前向きに歩いていける」**こと。完全に健康な状態なんて無いのです。「あるがままの人を認めてその復元力を信じて、その人の自分なりの生活を援助することが、医療や介護、福祉の役割」と言う提唱です。

なんとなくしっくりしませんか？　これからの「健康」、何か問題が起こったときに自分で対処しようとする力を持っていること、それを助けるのが医療なのです。

❖生き方を映した「死」の思い出

皮膚がんの患者さんをお看取りすることがありました。もう昔のことですが、ときどき思い出す患者さんがいます。

とても素敵な50歳代の男性、奥様も二人の息子さんもとても気遣いをしてくださる、好印象のご家族でした。手術、抗がん剤と治療していましたが、結局、がんが全身に転移してしまいました。いつも落ち着いて医療者にも気遣ってくださる方で、辛い症状は淡々と伝えてくださいました。

ある日、その方と、息子さんの話になったときに、私は思わず、
「○○さん、ＰＴＡ会長とかされていました？」
と尋ねてしまいました。そんな雰囲気を感じたのです。
「何年やったかなあ」
と思わず考えるくらい、お子さんが学校にいる間、ずっとなさっていたようでした。周囲からの信頼は絶大だったのだろうなと思いました。

その後も地元では頼りにされていて、がんが発覚してからも大変な仕事を引き受けて活動されていたようでびっくりでした。症状が進んでからも、奥様と出かけたり、ご兄弟で集まった話をいろいろ聞かせていただきました。

遠方だったし、在宅で看取るということも広まっていなかった時代、いよいよ大変そうで、「入院したい」とご本人がおっしゃいました。

入院された夜、ちょうど私は当直でした。深夜にちょっと苦しそう、特にバイタル（血圧や呼吸などをみる数値）に変化はなかったのですが、なんとなく違うかな、と言う感じがしました。

どうしようか、と思いながら、何かに押されるように、奥様に電話だけでも、と思ってかけ

ました。内心は、朝早く来ていただければ、と思ったのですが、それは言葉にしませんでした。電話をすると奥様は即座に「行きます」とのこと。1時間後には、息子さんたちもそろっていらっしゃいました。

そして深夜2時、ご家族がそろって30分後に、患者さんは静かに息を引き取られました。「先生、こんな時間にすみません」と奥様の言葉。こんなときにお気遣いいただくなんて、さすがのご家族とただただ感心でした。

ご家族を待って静かに亡くなられて、「お父さんすごいですね」と息子さんに言うと、「日本一のオヤジですから」ときっぱり。

医療者としては正直なところ、こんなに早いとは思わなかったし、「電話してよかった」「来てくれてよかった」という気持ちもありました。

後日、奥様が病院に来てくださいました。お葬式は500人くらいみえて、車が駐車場に入れなくて大変なことになった、とのことでした。「ありがたいことです」とあくまで謙虚でした。

たくさんのものを人に与えてきた方だったのだなあと、あとになって、もっといろいろお話しておけばよかったなあと思ったのでした。その力が最後までいろいろなものを引き寄せていたのだと感じました。

❖どんな形でも終わりが来る

不思議な力が働いてご家族でそろって最期をお看取りした、それは素晴らしいことですが、必ず最期を看取らなければいけないということではありません。

間に合わないときもあります。それまで、後悔はないと思えるように十分に過ごしていれば、良いのではないでしょうか。

現実的には難しいことも多々あり、特に新型コロナが広まった状態では、病院や施設では電話連絡しかできません。電話で亡くなった連絡を受けた方もたくさんいらしたでしょう。

２０１９年の死因をみると、第１位は「悪性新生物（腫瘍）」すなわちガンです。第２位は心疾患、第３位は老衰、第４位は脳血管疾患、第５位は肺炎、誤嚥《ごえん》性肺炎は別に分けられています。老衰は２０１６年第５位から２０１７年第４位、２０１８年から第３位と上がってきました。

ガンなどで最期を迎える場合、その時期を予測することは難しいとは言え、そう遠くない時期に最期を迎えることは予測されます。限られた時間をどう過ごすか、在宅でのお看取りや緩和ケアなどの体制も整ってきました。

一方で、心臓や肺、腎臓などが悪い、内科的な病気だけの場合、薬での治療で回復するところまでは治療する、それ以上悪くなったら、人工呼吸器をつけるのか、人工透析をするのか、様々な選択肢を考える状況がやってきます。


今から2年ほど前に私の父が亡くなりました。もともと心不全や腎不全もあり、何度も入退院を繰り返してはいましたが、家で食事がとれる状態ではありました。

しかし、誤嚥（食物が気管に入ってしまった）から肺炎になって入院、状態が改善するようなら胃ろうをどうするか考えますか、という話をされましたが、改善傾向は見られず、3週間の入院を経て静かな最期を迎えました。


大学病院のときに「誤嚥性肺炎をなくそう」と取り組んでいたことを思い出しました。病院や介護の場で、食事の介助で誤嚥してしまって問題になることがあります。それを防ぐために食事を制限するのはどうなのか、という問題もあります。

家で誤嚥してしまったら、仕方のないこと、と家族もあきらめるかもしれないけれど、病院だったら責任は？　と思われるかも、と十分に慎重に、ときに消極的になります。

父も食べるのが好きで、油断するとガツガツしがちでしたが、最後に家で好きなものを食べて結果はこうなっても、寿命だったということと思っています。


人間は、年齢とともに飲み込む力が弱くなります。極端な場合、唾液を誤嚥して肺炎となることもあるのです。

もちろん、医療や介護の現場では十分な評価や注意は必要ですが、そういったリスクを含めての寿命を家族も受け入れることが必要なのではと思います。

まだまだ病院で亡くなることは多いでしょうが、最近は高齢者施設でのお看取り、あるいは在宅でお看取りすることも増えています。

ガンなどで命の限りがわかることもあれば、それなりの年齢まで過ごし、平穏な死を迎えることもあります。

最期をここで、と施設や療養型病院、在宅でと覚悟を持って、死を迎えられる、ここで看取ってもらってよかった、と思えることは幸せなことではないでしょうか。

❖「無念の死」をあらためて思う

突然の死、無念の死もあります。

私が関わった医療事故調査では、過去7年間に手術からそのまま退院することなく亡くなった方の中から、外部委員のみによる医療事故調査委員会、医学的な調査について依頼を受けた日本外科学会で必要と判断された方の調査が行われました。

治すために手術を受けた、まさか医療を受けたあとにそのまま帰ってこなくなるとは、二度と話もできないままに亡くなってしまうとは、ご家族は誰も予測していませんでした。

何年も経ってからの突然の調査となった方もたくさんいらっしゃいました。辛い想いをされた方は、そのときの情景が蘇るように怒りとともにお話されます。

悲しみをやっと乗り越えてきた時期になって、なぜそんな調査となるのか、やはりあの医療はおかしかったのか、と多くのご家族が激しい怒りを表出されました。

　前にも記したように、医療の結果が悪いイコール医療ミス、ということではありません。当初に問題となった腹腔鏡下肝切除術という先進的な治療で複数の術後死亡があった、という問題から、その背景としての全体像を調べ、一人ひとりはその医療の過程を丁寧に見ていくのが医療事故調査です。


　一人ひとりの調査報告書が作成され、そこには事実と評価が書かれています。こうするべきだった、ここは問題だ、という強い指摘から、こうしたほうが良かった、望ましかったという今後に向けての振り返りは結果が必ずあります。

　その報告書を受けて、病院は一人ひとりに対してどのように対応するのかを決定しました。すなわち病院が非を認め賠償するのか、やむを得なかったこととして何もしないのか、ということを法的な見方も含めて決定します。

　経過の中のあるひとつ、あるいはいくつかの問題点について、裁判になったらこのポイントは勝てるか負けるか、そんな視点が法的な視点です。

医療の中で起こったことが、医療の外で法的な場で評価、判断されるとどうなるのか、医療から見るとトンデモ裁判と言われる不合理な結果も起こりますが、定められた場の評価、納得できなければ戦うしかありません。

この医療事故では、結果にいたるプロセスに問題があることは明らかでした。それを管理する組織の問題も大きかったのです。

プロセスと説明を尽くしても、悪い結果も起こります。振り返ればこうすれば良かったという点は必ずありますが、それをミスとまでは認められない、医療の限界とリスクを医療者と患者さんで同じように共有できなければなりません。

一方的な説明と同意ではなく、**医学的な情報を得ながら自分のことを自分で決める、そんな意識を両者が持っていくことがこれからの医療には求められます。**

この医療事故調査以外にも「医療事故」を多々経験しました。悪い結果、亡くなられることもあります。

医療は不確実で様々なリスクがありますが、それに対してリスクが大きければ大きいほど、医療者は最大限に慎重な対応をとることが求められます。

患者さん側が、医療を受けるということをどう考えておくべきなのか、医療はどうあるべきなのか、情報を伝え、ともに決定する、ということを思い起こしたのでした。

❖人生の最期にもコンフリクト

❖誰もが尋ねられる選択肢

人生の最期だからこそ、かもしれませんが、様々なコンフリクト（すれ違い）が起こります。

どこまでの治療をするのか、医療者が呼吸器をつけても延命にしかならない可能性が高い、付けたら外せない、と思いながら、でもご家族の決定が必要です。

こうしたほうがよいだろう、というニュアンスが伝わる話になるかもしれないし、ただつけるかつけないか決めてほしいと言われた、と感じるご家族が少なくないのも実際のところかもしれません。

つけなくてよいと同意をすることは、自分がもう死なせてよいと決めたということになる、と思うと、ある程度の覚悟はできていたつもりでも、高齢の配偶者のかたなどはやはり最後に迷ってしまう、サインは自分ではできないということもあります。

最近は、高齢者施設で最期のお看取りをしていただくことも増えてきました。療養型の病院などでは、入院時に「生命維持治療に関する説明」に同意のサインをしていただくのが日常的となっています。

「心肺停止したときに延命治療をしない」ということです。

ここで言う延命治療とは、心臓マッサージや人工呼吸器をつけるということです。医療者の間では「DNAR」と言っています（注：Do notattempt resuscitation 心肺停止時に蘇生処置を行わない）。

蘇生をしないというのは、何か起こってもなんの治療もしない、ということではありません。あくまで、本当に急に、心臓も肺も止まってしまったときということです。

医療の中では「急変」という言葉があります。急に身体の状態が大きく変わることです。ここにはもちろん「心肺停止」、心臓マッサージや人工呼吸器をつけない、という状態も含みますが、「心肺停止」を「急変時」のようなあいまいな言葉にしてしまってはいけないとされています。

ＤＮＡＲであっても酸素投与や血圧を上げる薬を使う、輸液や栄養管理など、通常の医療や看護を控えるものではありません。

人生の終わりが近づいたときに、どこまでの治療をするのか、しないのか、話がされていないまま、高齢者が大きな病院に搬送される、もともとの状態はどうなのか、延命治療、すなわち心臓マッサージや人工呼吸器をつける治療をどうするのか等が問題になります。

何もわからなかったら、できるだけのことをする、のどに管を入れ、人工呼吸器をつけて無理矢理命を保っておく、ということも可能なのです。

カルテには「急変時ＤＮＡＲ」という言葉をよく見かけます。

このほかに、「急変時昇圧剤のみ」（輸液で治療できる範囲）とか、「フルコース」（できるだけの蘇生を行う）、などの言葉もよくみかけます。

ある程度のご高齢の方、何が起こるかわからない状態の方、どこまでの治療を望むかをご家族に確認しています。

こういう場は、誰にでも訪れる可能性があるのです。

厳しい状態とわかっていても、「もう何もしない」という同意書にサインをすることは、何も考えたことがないご家族には、すぐに決断できない、パニックになってしまうこともあります。

自分が「もう死なせてよい」と決めたと思われるのが嫌だと思うと、なかなか決められないこともあります。でも事態はそんなに待ってくれません。

私の母も「もう寿命だしねえ」と理解しているようでしたが、実際にＤＮＡＲの同意書へのサインを求められると、「決められない」と言いました。

結局、毎回、私がサインをしていました。

同年代の女性と話をしたときに、彼女の母親も延命処置についての同意書にサインができない、結局自分がする、と私と同じことを言っていました。

なぜサインができないのか——ここに患者さんご家族と医療者側のコンフリクト（すれ違い）があるのです。

❖本人の意志が重要

厚生労働省は、２０１４年に改訂版「人生の最終段階における医療の決定プロセスに関するガイドライン」を公表しました。

最終段階の治療を決定するためには、ご本人の意志が重要なのです。しかし、多くの場合、状態が悪くなった時点ではご本人は意志を示せません。

そのときは「本人の推定される意志」が重要となります。

どんな死を望んでいたか、日頃何か話されていたことはあるか、ご家族からうかがうのです。それもまったくわからないときには、ご家族に決めていただくことになります

もちろん、医療者は医学的な見極めもしながら、ご家族にはお話しするでしょう。

人工呼吸器をつけても一時的な延命にしかならない、長期に外せなくなる、救命できないという確率が非常に高いと考えればそのように伝えられます。

事前の意志がわからない、ここで蘇生すれば生きられる可能性があるというときには、蘇生の選択をするでしょう。

元に戻る可能性があるのに治療をしないということは、医学的にあまりにも妥当でないとき

には、医療者は何もしないという選択はできません。

一度つないだ人工呼吸器を、やっぱり延命は希望しないから外してほしい、と言われても、通常はそこで命がつながっている、外したら死んでしまうという状況ではできないのです。


医療として許されること、許されないことがあり、方針に迷う、医学的にどう見ても妥当と思われる方針がご家族の希望と違うときには、病院の中で倫理委員会というものを開いて決めていくことがあります（Ｐ１７４参照）。

それは主には、専門家である医療者が状態を見て判断したことで、ひとつの意見です。確率は絶対ではありません。参考とする医療者の意見を客観的に聴き、わからないことは尋ねる、覚悟を決める、ということになります。


しかし、そこにはまた、「伝える」と「伝わる」のすれ違いがあります。

最期を静かにという状態、私なら担当医師の「現状の内科的治療でいきますね」というひと言で十分わかりますが、医療者でない家族は理解がズレることもあります。

点滴はこれだけで、どんどんやせていって大丈夫なのかと心配していたりします。

どんな終末期を望むのか、自分なりに考えておくことが必要なのです。

❖胃瘻《いろう》の選択

人は、食べられなくなったらどうするのでしょうか。医学的には経腸栄養か経静脈栄養を取ることになります。

経腸栄養とは、食物の通り道である胃や腸を通して栄養を吸収させる方法です。経静脈栄養は、点滴で血管から栄養を入れる方法です。

経腸栄養には、鼻から管を通して栄養を入れる方法と、胃に穴をあけてそこから栄養を入れる方法、いわゆる「胃瘻」があります。

海外では、食べられなくなったらそれが寿命と自然に看取る、ということが当たり前の国もあります。

しかし、日本では餓死させるように思われたり、食べられなければ何とか栄養を入れなければ、と考えるほうが大半です。

胃瘻をつくられて在宅介護となったご家族から、「こんなはずではなかった」という不満が上がることがあります。

退院できて一区切りできたのは良かったけれど、家で見ていくのは大変だ、というように、どんなふうになるのかイメージできていなかったり、予想以上に現実が大変だったりすると、不満も出るかもしれません。

脳血管障害などで若くして自力で食べられない状態になった人と、高齢の方では考え方も違って当然です。

少しでも満足のできる人生となるように、医療者は医学的な方針は押さえつつも、患者さん一人ひとりの事情に寄り添って、可能な手段を取る必要があります。

説明と納得、そして実際のイメージができているか、十分に理解できるようなプロセスが大事なのです。

医療者の考える延命治療と患者さんご家族の考える延命治療とは、しばしば異なっています。

胃瘻自体も延命治療のひとつでもあります。

延命治療をしないイコール何もしないことではありません。

どこまでの治療をするのか、社会的な問題として、施設に入る際にどのような医療、介護を必要とするのかが問題となることがあります。胃瘻でないと管理が難しいため入所できない、といったことも起こりうるのです。

今利用できる医療資源、社会の状況、自分はどう生きて、どういった最期としたいのか、誰もが考えておくべきことです。

もちろん、医療者側にとってもどのように伝え共有するのか、課題はあります。しかし、事前の準備も必要なのです。

❖「人生会議」が話題に

「人生会議」が話題になっていました。

予期しない突然の死もたくさんあります。年齢は関係なく、突然病気に倒れ、人生が終わってしまう可能性は誰でもあるのです。

人生の終わりが近づいたときに、どこまでの治療をするのか、しないのか、話がされていないまま、高齢者が大きな病院に搬送される。もともとの状態はどうなのか、延命治療、すなわち心臓マッサージや人工呼吸器をつける治療をどうするのか、誰もが直面する問題なのです。

「もしものこと」を話し合っておく、ご本人の希望をご家族と共有しておくことは、残るご家

族のためでもあります。

自分の死後を考えて、仕事や財産の整理を考えることでしょう。

「終活」の言葉は身近になってきました。

お金、心、身体の終活、死はいつ訪れるかわからないもの、整えておきたいものです。終活のひとつに、病院での医療とのかかわり方も含めておきましょう。

❖「命の選択」を考えることも

人工呼吸器や人工心肺、数は限られています。それを管理するための「人」も限られています。新型コロナが猛威を振るう中、海外ではどのようにその機器を使うのか、かなり議論がされています。すなわち限られた資源を、○○歳以上の人には使わない、という決まりをつくっていくということです。

災害など、大勢の治療をするときに「トリアージ」をします。つまり、軽症の人、助けられそうな人、もう助けられない人を見極めて治療の優先順位を決めるのです。

人工呼吸器の使用についても同じような考え方を求められるのです。もう助からないという方には、人工呼吸器の使用を中止するということも考えなければなりません。どこまでの治療をすべきか、治療中止の問題などが生じたときにも、病院では倫理委員会というものを開催して検討します（名称は病院によって違うかもしれません）。

災害時のトリアージのような考え方を、人工呼吸器の配分といった問題で考えなければならないとき、非常に大きな倫理的な問題が生じます。

もちろん、通常時と同じように、医学的な患者さんの状態とご本人の希望がどうであったか、それが一番重要なことではあります。

でも、非常時に、もし人工呼吸器が不足している場合、効果が期待できない医療を行うことは控えなければなりません。

すなわち、**命を助けられる可能性が極めて低い患者に対しての心肺蘇生、人工呼吸器の装着、いったん装着しても、救命の可能性が極めて低いのにそれを継続すること、そういった医療を控える必要が出てくる**のです。

まだ正式なガイドラインではありませんが、生命・医療倫理研究会というところから、「新型コロナの感染爆発時における人工呼吸器の配分を判断するプロセスについての提言」が出されています。緊急事態には現場の判断で倫理的な検討を加えながら、方針を決めています。ガイドラインは、そういった決定時に拠り所となるものでもあります。

そして、そういった倫理委員会というのは、方針を現場の医療者だけでなく、様々な立場の医療者等が参加し、決定指導するのではなく、助言するという方針になります。

病院としてここまでやった、できることとできないことを皆で考えた、というプロセスをとるための委員会でもあります。

しかし、一方でこういった場は、患者側の声を直接聴くものとはなっていないことがほとんどです。海外では倫理委員会には患者家族が普通に参加していることもあるようですが、本邦では一般的ではありません。

患者側とのコンフリクトを生じているときには、病院側だけで決めるのか、と誤解されてしまうこともありえます。患者側も伝えたいことをしっかり伝えることが必要です。

病院として倫理的な問題が起こっていることを把握しておく、担当医だけで決定しない、そんな過程をとっておくということは、医療のプロセスとして必要なものなのです。

緊急時には委員会どころではありませんから、現場の医療者の判断になってしまうこともあります。伝える努力はすべきですが、治療が優先となります。

そんなことも起こりうる、多くの気づきを得たのが新型コロナです。

❖死ぬときに後悔する3つのこと

ビジネスの考え方を惜しみなく発信している人気ユーチューバーの若手の方数名が、同じことを言っていました。

「人はいつ死ぬかわからないでしょ。明日死んでしまうかもしれないと思っている」

「死ぬことはゴール、生きることはその過程、ポジティブに生きないとね」

お金を稼ぐというスキルには、生き方のマインドがしっかりしている必要があるのです。成功するためには必要なことなのです。

緩和医療の医師が伝える、亡くなる間際の人が後悔すること「ベスト3」というのがあります。

①もっと自分の人生を生きればよかった

②そんなに働かなければよかった

③もっと自分を表現する勇気を持てばよかった

自分も何度か、このままでは死ぬときに後悔する、と思ったことがあり、新しい道を考えて行動していました。

①もっと自分の人生を生きればよかった

目の前のことに精一杯、それはそれで自分の力、スキルになります。でも、このままでは違うのでは、辛い、と思うのならば、本当にそれでよいのかと立ち止まって考えることです。辛いところに埋もれていると自分が壊れてしまいます。

②そんなに働かなければよかった

亡くなる間際に思う人が多い、ということを知っていてもよいでしょう。嫌な仕事に縛られていると思うのならば考えましょう。私も人生の中で自分の自由を手にしたとき、組織の中にいるときには気づかなかったことだと思いました。世の中や自分をちょっと俯瞰して、客観的に見ると気づくかも知れません。

③自分を表現する勇気を持てばよかった

必死に生きていると気づかないかもしれません。自分は表現したいと思いましたが、いまはいろいろな手段があります。何に満足するのかは人それぞれ違います。変化しないのは退化、常にチャレンジです。もちろん修行期間は必要ですが、前向きにチャレンジして後悔しない人生かどうか、考えているでしょうか。いつ死んでしまうかわからない、こんなふうに死にたい、と言えるでしょうか。

❖「こんなふうに死にたい」と言える人生

私がまだ若き医師のころ、日本における「死生学」のパイオニアである、上智大学のアルフォンス・デーケン教授の講演を聴いたことがあります。

その講演会で話されていたことで、ずっと記憶に残っていることがあります。

・人の死亡率は１００％

・ユーモアと笑いを忘れないこと

・**「良き死」は、残されたものに新たな価値観を気づかせ成長させる**

平穏な死を迎える、死を考える、死を語るということは、特別なこと、忌み嫌うものではない、残される家族のためにも必要なことです。

そして、**死を考えることは「生き方」を考えること**なのです。

病院でできることは限られています。

「有事」はいつやってくるかわかりません。

健康寿命を延ばしたいと願うなら、「人生のリスク」に対処しましょう。

「こんなふうに死にたい」と言えるように、「今」を自分軸で生きること。

治療は全部、あなたが生きるための手段、生きる目的はあなたが決めるのです。

第6章

これからの医療

～オンライン診療、
デジタルヘルス、
医療を上手に利用する

❖これからはオンライン診療⁉

医療の進化は、新型コロナの時代を経て加速しています。

遠隔医療学会の入会者が増加し、例年にない注目度です。関連する企業を含めて関心が高まっているのは、現在の流れから当然かもしれません。

「オンライン診療」の言葉が一般的に知られています。遠隔医療には、このほかに、受診を勧める「オンライン受診勧奨」、相談のみの「遠隔医療相談」があります。

また、医師同士の間での遠隔医療としての遠隔画像診断などは、すでに広く用いられています。

これは、たとえばある病院で撮影したＣＴやＭＲＩといった画像を、ほかの病院にいる専門医師が確認し、報告書をつくってくれるというもので、医師にとってはとても便利です。

「オンライン診療」は医師が患者に対して診断や投薬まで行うもので、遠隔医療のひとつです。

新型コロナの感染を受けて、厚生労働省は「オンライン診療の適切な実施に関する指針」を示し、行うにあたっての考え方、体制の在り方などを示しています。

期限限定の措置として、それまで認めていなかった初診の患者さんに対してもオンライン診療を認める、という方針を示しました。

これからはオンライン診療がどんどん広まっていく、と簡単にはいかないかもしれませんが、医療の中における比重が大きくなっていくことは確かでしょう。

「オンライン診療」と聞いてどう思うかは人それぞれです。

病院に行かなくても薬がもらえたら便利、直接診てもらわないと心配、状態によっても、その人の考え方によっても、住まいや利便性によっても異なってくると思います。

新型コロナの第1波のとき、病院に行きたくない、という患者さんが増えました。

このときは、まだまだわからないことがたくさんありました。わからないと不安、病院は危ないところ、なるべく行きたくない、と患者さんが減った、という病院も多かったのです。

私が勤務している病院では、本格的にオンライン診療はしていませんでした。

しかし、2020年4月、クラスターが発生した高齢者施設から十数人の入所者の方を受け入れ、病院スタッフにも感染者が発生してしまい、外来診療を約3週間閉鎖するという事態が起きました。

定期的に受診されている外来患者さんは予約されているので、電話で連絡しました。大きな変化がなければ薬だけの処方でも問題ない方も多い一方で、診てもらえないと不安、どこに行ったらよいのかという声もたくさんありました。

電話での状況確認はできましたが、オンライン診療ができる体制が整っていれば、活用することはできたでしょう。

病院でのオンライン診療の導入はまだまだこれからですが、平時にどのような方針で行くのかを、真剣に考えるときがきていると感じます。

オンライン診療にはメリット、デメリットがあります。さらにそのメリット、デメリットは、医療者にとってのものと患者さんにとってのものがあります。

また、病院は経営も考えなければなりませんから、いくら便利だと言われても実際に患者さんを診察するよりはるかに収入が減ってしまうのでは、積極的に導入するのは難しいという問題も出ています。

❖「誤診」とは、診断が違うということ？

オンライン診療のメリット、デメリットは、医療者の立場と患者さんの立場は、そのときの状況によっても大きく異なります。

初診の患者さんのオンライン診療を可能にする、という期間限定の措置が継続的になるのではないか、初診は認めるべきではない、という医師会の意見が出されていました。

なぜ初診、すなわち初めて診察する、あるいはこれまでと違う症状で診察することが問題なのか、いくつか理由があります。

そのときの診断や治療方針は絶対正しいとは限りません。新たな情報から診断する、という時点で、診断が違っているリスクは一定の確率であります。

それがオンラインという手段の中では、やや高くなります。

誤診率はどのくらいか、という調査報告もあるくらいです。

誤診率、医師の立場からは、一定数あるもの、振り返って検討して今後に活かす、医療事故や医療の結果が悪かったときの振り返りと同じ考え方です。

それは当然のこと、ではあるのですが、「誤診」と聞くと医療ミス？　と思い浮かべる方も多いのではないでしょうか。

診断が異なっていた、これも事実と経過を振り返り、その時点で考えうることでやむを得なかった、と病院でまずは判断することになります。

「誤診だ！」と患者さん側が怒っておっしゃる言葉なので、医療者自らこの言葉を使うのは望ましくないのでは、と思っていました。

が、一方で、はっきりと示して、医療とはこういうものだ、医療側の状況を患者さん側に伝えるということも必要なのかもしれません。

間違える、というか結果的にはこうだった、ということは仕方がない、と開き直るわけではありません。もちろんあまりにひどい診断ばかり、という医師もいるかもしれません。

病院の大きさ云々ではなく、「医療の質」というのは均一ではありません。しかし、最低限の診療の質を逸脱する場合には問題になります。

❖オンライン診療のメリット・デメリット～医療者側

オンライン診療の話に戻ります。

言葉の受け止め方は様々ですが、初めて診る患者さんに対して、正確な診断、判断ができる確率が下がる、医師にとっては嫌なことです。

診断と判断と述べました。診断して治療なのですが、診断が同じならみな同じ治療というわけではありません。

たいていは同じような治療になることは多いかもしれませんが、その症状の程度に応じて検査をどこまでするか、どんな治療の選択をするのか、その都度判断しているのです。

そのときに無言の影響を与えるものには、**リアルに患者さんに会って診察することでわかる症状のほかに、その場で感じる重症感などの雰囲気、といったものもある**のです。

医師はベストな状態で診察をしたい、誤診したくない、誤診と言われたくない、といった気持ちがあります。

オンライン診療を、少なくとも初診の患者さんの診断のために取り入れることをためらう一番の理由です。

患者さん側にメリットがあれば積極的に考えよう、というところですが、診療には双方のコミュニケーションや事情が関わってきます。

医師の診察だけの問題ではなく、大きな体制づくりも必要になります。クリニックなどでは比較的導入しやすいかもしれませんが、病院における導入は、まだまだこれからと言えるでしょう。


もちろん医療者側にもメリットはあります。

オンライン診療を進めるには、病院の体制という点では整えなければならないこともたくさんありますが、少なくとも対面する医師のメリットは現在のところ少ないと感じるのかもしれません。

❖医師（病院）のオンライン診療のメリット

①医療者の感染のリスクを下げる

病院は不特定多数の人を診察する場であり、常に感染のリスクにさらされています。そういった状況を避けることはできます。

明らかに薬の継続で大丈夫、自己管理できている、といった方には不要な受診をしないで投薬が可能、病院の混雑緩和になります。

②診療の簡略化、効率化が図れる可能性

必ずしも丁寧な問診、診察は必要ない定期の受診も多々あります。簡潔な体制が整えられれば、業務の効率化につなげられる可能性があります。

③オンライン診療のシステムが整っていることで、緊急時の対応が可能

在宅などからでもリアルな状況把握ができる可能性があります。患者さんとのホットラインになりうるものです。

④訪問診療、往診などの代わりになる

遠隔地であったり、高齢者施設にいて移動が大変な状況、在宅で寝たきりで、ご家族や訪問看護などで診てもらっている、そんな方には医師が定期的に往診、訪問診療といった形で診察、投薬をしています。

そういった時間は、オンライン診療を用いることで短縮できます。忙しい日常診療の中でなんとか時間をつくっている、多少遠方でも診てあげたい、という医師にとっては有用なツールとなります。

⑤専門医への相談

これは医師同士の間で行われることですが、すでに遠隔診療として様々な形で活用されています。普段、診ている方でも専門的に診てほしい症状がある、でも近くに診てもらえる医師がいない、といった状況と主治医が判断したときに、システムを使って相談することができます。

❖医師（病院）のオンライン診療のデメリット

①診断や判断の正確性が低下する危険がある（診療の質が担保できない）

これは前に述べたことですが、ベストな状態ではない、問診しかできない、初めての患者、症状から診断や判断を下さなければならない、というのはやはり大きな壁になります。

新型コロナにおける非常時にはやむを得ず許容されていたことも、平時に戻ったら自分たちがリスクを負う可能性のあるシステムを積極的に進めていくということは、希望しない医師が多いのはやむをえません。

私も皮膚科の診断で写真や画面で相談を受けることがありますが、後で実際に見たときとかなり印象が異なることを何度も経験しています。判断や治療方針の決定を間違うなあと、やはり初診は避けたいと思うのが正直な実感ではあります。

オンライン診療を進める医療機関も、ほとんどは再診の方に限っています。症状が落ち着いていることがわかっている、患者さんとの信頼関係がある、同じ薬を希望される、医師もその判断で良いと考える、といったお互いの意思疎通ができるからです。

②受診を勧めるだけで終わってしまう可能性がある

①の診断の質が心配される、ということとも関連しますが、明らかにオンライン診療では難しいと判断される場合はともかく、診察時の確信が低いがゆえに、対面診療を勧めるという選択に至ってしまう場合もあります。

診療や投薬を期待されて受診された患者さんでは、期待外れという印象を持たれる場合があります。

③診療の時間がかかる

実際の対面よりも体制を整えたり、より丁寧に話を聴く必要性など、時間がかかる可能性があります。再診で薬を希望するなど、診療の目的が決まっている場合以外には、忙しい医療機関においてその時間を改めて取ることは負担になります。

④システムを整える必要性

オンライン診療を促進しようという2020年春の動きから、新たにオンライン診療を導入した医療機関は少なくありません。一方で様々な理由から踏み切れない医療機関も多数あります。

医療データの分析、調査、コンサルティング業務などを行うメディカル・データビジョン株式会社が顧客を対象に行った調査によると（対象約900病院、有効回答数250）、オンライン診療を「実施する」と答えたのは15.2％だったのに対し、「実施しない」は41.2％、「わからない」43.6％。

■医療機関が電話やオンラインによる診療を行う場合の手順と留意事項

（厚生労働省ホームページより抜粋）

〈オンライン診療の場合〉

●準備

・都道府県の窓口に届け出る
・対面診療が必要な場合に紹介する予定の医療機関がある場合には事前に了承を得たうえで所定の欄に記入
・ホームページ等において、オンライン診療を行う旨、診療科担当する医師とその顔写真、対応可能な時間帯、予約方法等を記載
（ホームページには診療が困難な症状や対面診療が必要になる場合があることを記載することによりトラブルを未然に防止することができます）

●事前の予約

・Ｗｅｂ予約等の予約管理機能がある医療機関はシステムから予約を受け付ける
・もしくは電話での受付
・患者に対し、症状によってはオンラインによる診療では診断や処方にはならず、対面診療や受診勧奨となることを伝える
・この時に被保険情報や支払い方法の閣員をする

●診療

・アプリケーションやテレビ電話を用いて患者のデバイスに医師側から接続
・顔写真付きの身分証明書や医師免許証を提示し、本人であることと医師であることを証明
・オンライン診療では診断や処方が困難な場合には対面での受診を推奨。
なお、受診勧奨のみで終了した場合には、診療報酬は算定できない。

●診療後

・処方箋を発行する際に、患者が電話等による服薬指導等を希望する場合には、備考欄に「０４１０対応」と記載し、患者が希望する薬局に処方箋情報をファクシミリ等で送付。
・精算手続き、領収書と明細書をファクシミリ、電子メール、郵送等にて無償で患者に交付
・初診の患者を診療した場合には、所定の調査票に必要事項を記入し、月に一度取りまとめて都道府県庁へ報告。

実施しない理由としては「環境整備」が88．2％と最も多く、「診療に対する責任」29．4％、需要・ニーズが読めない28．4％などとなっています。

オンライン診療の体制を整えるには、これだけのことを整える必要があります。最も本気でやろうと思えばできることではあります。

⑤診療報酬の問題

今後、変化すると思われますが、対面より低い診療報酬の問題もあります。

また、受診勧奨、すなわちオンラインでは対応できないので対面診療を勧める、ということで終わってしまうと報酬が発生しないということになってしまいます。

❖オンライン診療のメリット・デメリット～患者側

❖患者側のメリット

①移動や待ち時間の節約

医療側がどのようなオンライン診療を提供するかによっても異なりますが、自身の都合に合わせて診療時間のみの確保ですむので効率的です。

②最小限の行動で投薬が受けられる

緊急避妊薬のオンライン診療が承認されましたが、リスクが低く、目的が明らかな場合には、いつでも対応してもらえる体制は助かります。

③病院での感染のリスクを避ける

これは医療者と共通です。新型コロナのような感染症が流行する中でも、オンライン診療や相談をうまく活用することで医療的なアドバイスを受けることができます。

❖患者側のデメリット

①直接の診察よりも正確性が劣る、オンライン診療では難しいと判断される可能性

医療者が心配する点です。直接の診察はできないのですから、医療者が得られる、診断治療のための情報が少ないのはやむをえません。

結局、対面診療を勧める、提供された治療では可能性は事前に伝えられるはずですが、

オンラインで速やかに対処してほしいと思っている場合には期待に沿えないこともあります。

②コミュニケーションが不十分となる可能性

対話力が求められますが、直接話す場合とはやはり受ける印象は異なります。微妙なニュアンスが伝わりにくい、自分の思うところが伝えられていない、異なる解釈をされる、といった可能性は、対面より高くなるかもしれません。

③高齢者など自分で操作できない場合にはサポートが必要

一人では使えないということもあるでしょう。

❖オンライン診療の有効活用のために

どの程度、新たに導入していくか、活用するかは各医療機関の状況によっても異なるでしょう。しかしながら、オンライン診療を推進する流れは止められないと思われます。

オンライン診療の導入には、組織の壁と診断する医師の壁があります。

医療機関としては、診療報酬の問題もあります。特にクリニックに比べて病院では、まだまだ導入しにくいのが現状です。

病院として始めようと思っても、医師から一番心配されることは、デメリットの最初にあげた「**診療の質の担保**」です。

どんな医療でもリスクはあります。そのリスクは治療も診断も絶対ということはありません。それが**オンライン診療では少し高くなるかもしれない、というリスクを患者さんにも十分に理解していただく、ということが必要**です。

医師は、誤診がないように最善を尽くす、それゆえに慎重にならざるを得ないことがあります。

早めに実際の受診を勧める、といったやや縮小気味の医療になってしまうと、オンライン診療の意味がないと期待外れのようにとられてしまうかもしれません。また、対面であれば気づくはずの所見に気づけないということも起こりえます。

オンライン診療には限界があります。

メリットとデメリット、そのリスクを患者さんに理解していただくことが必要です。そのための働きかけは、医療者側からも行う必要があります。

そのうえで、メリットがあると感じる人にオンライン診療を活用してほしいと思います。

たまに出会う患者さん、

「治んないの？」

「治る薬くれよ」

「原因はなに？」

病院で治すのが当たり前だろう、わかんないの？　というような態度、言葉遣いの方がいます。

対面であれば雰囲気を察しながら対応できるところですが、オンラインではそうもいかないかもしれません。

「こんな患者さんに、初めての診療でオンラインというのは勘弁してほしい」と本気で思ってしまいます。

もちろんそこは、医療者としてきちんと対応しなければならないのかもしれませんが、医師が初診のオンライン診療に消極的になるのは、そういった患者さんとのトラブルを何かしら経験していることが多いということもあります。

定期的に受診されている、自分で管理しているデータもある、症状がわかっていますし、変化はないから薬を処方してほしい、という目的がはっきりしている、医学的にも問題ない、患者さん側と医療者側の考えることが一致していれば、オンライン診療は便利なツールです。

医療機関は、今のままでも不便は感じない、デメリットを見たら無理に新しいことをしなくてもと考えるかもしれません。

しかし、これからの時代の流れ、オンライン診療の普及を避けては通れなくなっていくでしょう。

僻地での対応、専門医の診療を受けられる体制をつくるなどのメリットを受けられるところから始め、心配される課題を解決して、安心してオンライン診療ができる体制をつくっていくことは、社会的にも求められることです。

そして、医療は医療者だけで行うものではありません。これから変化（＝進化）する医療のメリットを上手に利用するために、患者さんとリスクを共有することが必要なのです。

❖医療が変わる～デジタルヘルス

新型コロナウイルスの感染対策として、生活様式のデジタル化が促進されました。ビデオ会議、テレワーク、オンライン教育、オンライン学習、キャッシュレスなどです。こうした変化は、新型コロナ後の世界でも定着する流れはあります。

こういった流れは、医療というか健康に関わるヘルスケアの分野でも同様です。新型コロナ患者の追跡ソフト、オンライン診療、相談、処方、在宅におけるリモート検査なども進んでいます。

ヘルスケア分野における先端デジタル技術は、「デジタルヘルス」と呼ばれています。広くは医療現場で用いられる高度な技術から、個人の歩数計測や心拍数などのデータが管理できるスマートウオッチのような、一般の方が気軽に使える健康管理のための製品やサービスも含まれます。

オンライン診療について述べましたが、オンラインモニタリング、というのもあります。新型コロナで入院したくてもベッドがなく、自宅療養となった方には、血中酸素飽和濃度を測る機器が貸し出されました。

必要なデータを管理して医療者に送れるようなモニタリングシステムは、今後も拡大していくでしょう。

大きな装置を必要とする特殊な病気だけでなく、体温や血圧など、日々必要なデータをデジタル化して自分で管理する、病院で測定しなくても、自動的に結果が送られる、それが当たり前になる時代は遠くないのかもしれません。


遠隔から心拍数、呼吸数、酸素飽和濃度などを計測する機器がそろっていれば、オンライン診療の精度は上ります。

新型コロナの診療の際に、各種検査機器が患者側の端末に接続され、自身が測定したデータが医療者に送られるシステムが使われていました。

感染症隔離病棟への医療スタッフの出入りを最小限にするための、遠隔診療の支援システムもあります。

もちろんこういった機器が、どこでも使えるわけではありません。すべての医療機関に、一番便利なものを導入するというのは不可能です。

利用できるリソース（資源）をどこまで使っていくか、医療機関も平時に考えておくこととなるでしょう。


新型コロナのＰＣＲ検査は問題になりました。

米国では在宅検査キットが使われるようになっています。検体の採取など課題がありますが、病院以外のところで行われる医療は、日々拡大していくと思われます。

人工知能（ＡＩ）の活用も急速に進んでいます。

医療は大きく分けて、病気の発症を防ぐ「予防」、すでに病気を持っている人を見分ける「診断」、病気を治療する「治療」の３つの段階がありますが、いずれの段階にも貢献される状況にきています。海外では、すでにＡＩによる画像診断システムが大規模に利用されています。

医療支援、介護支援ロボットもこれから増えていくでしょう。すでに介護施設向けの見守りシステムも広く用いられています。

デジタル化で人が楽になる分を、人でなければできない人間同士の関わりを増やすこと、人のために利用できることが本来の理想です。

❖医療も生活も仕事も変わっていく

新型コロナの時代を経て、様々な分野での進化が急速に進んでいます。

医療は人が触れ合う場ではありますが、その中でも新たな技術を取り入れて進化していく必要性に迫られます。

そして、**超高齢化社会を迎え、健康寿命をいかに伸ばすのか、一人ひとりが人生のリスクに対処する、予防医療が重要となります。**

オンライン診療だけでなく、オンライン相談などのとりあえずの相談ができるプラットフォームもいろいろ整ってきています。

自分でも情報を得る、それを客観的に見る、専門家の力を活用する対話力、リスクを理解して信頼と覚悟を持つ、そして、誰でも迎える死というもの、すなわち生き方を考える、これからの時代を生き抜くために持ってほしい力です。

「自分で管理する」ことが求められる時代になるのです。

病院を受診する必要のある人は減少するかもしれません。その結果、病院が困れば、サービスはより良くなり、予防医療をはじめとした新たな戦略を考える必要が出てくるかもしれません。

もちろん医療は社会に不可欠なもの、守られるべきものではありますが、場合によっては医療機関も淘汰されるかもしれません。

いずれにしてもこれからの時代、一人ひとりが自分を守ることを考える時代となります。自分の「生き方」を考えて、今の現状を理解し、先を見据えて、医療を上手に利用してほしいと思います。

あとがき

「この医療はおかしくないか？」

大きな医療事故を発覚させる前に、現場で感じたことでした。

患者さんは不安や不満を持っても、言えない、という状況もあります。医療者は一生懸命やったことなのに、やむを得ないと思うこともあります。医療者と患者側にはそれぞれのストーリーがあるのです。

医療には限界があり、結果が悪いこともあります。もちろん、医療者として求められる医療の水準が満たされていないことは問題です。

しかし、あとから振り返って、こうすればよかったということは必ずあります。

患者さんの気持ちに配慮することはもちろんわかっていないといけませんが、医療者も一生懸命なのに伝わっていないことがあるのは、もったいない、とも思いました。

リスクも承知で受けるのが医療です。なので、そこには医療者と患者さんの信頼関係が必要です。

大きな医療事故に関わり、その両側の立場、そして表と裏を見ていると、両者の間には大きなズレがあります。それをつなぐのは医療者だけの努力では難しいと感じました。

そんな医療事故の現場を離れて、医療そのものも少し引いて社会を見渡していたときに、新型コロナ感染の問題が発生しました。社会の進化に加速度がつきました。

これから新型コロナはどうなるのか、そして今後もこういった未知の感染症がいつ発生するかはわからないことをあらためて認識したでしょう。

次のリスクに備える、誰もが考えるべきことです。

社会が大きく変わり、病院を避ける、自分のことを自分で守る、という人が増えてきたのは確かです。病院も改革を迫られているところも多いのです。さらに超高齢化社会へと進んでいきます。

健康に関心を持つ方が増えました。

身体だけでなく心の健康、生き方を考え、幸せな死を迎える人が増えれば、医療の必要性は減ってくるのかもしれません。

デジタル化の波も進んでいます。

医療は医療者だけが行うものでない、病院は医療者が閉じこもって守られる場ではなくなり、外の世界とのつながりはますます強くなっていきます。

病院は、その形と役割と模索しながら、変化（進化）を遂げなければならない時代です。

しかし、医療は守られなければならないものでもあります。効率化と経営だけを求める姿勢はあるべき姿ではありません。

本当に必要なものを持っている、提供するところが生き残る、そんな時代になっていくのかもしれませんが、医療者の疲弊を防ぎつつ、必要な医療は提供される体制が必要です。

医師はその道一筋の専門家集団でもあります。賢い患者さんが増えることで医療が選択され、より良い医療が進んでいくことにつながります。


どんな生き方をしたいでしょうか？

死ぬときに後悔することはないでしょうか？

その中で医療や病院とどう関わるのか、一人ひとりが考えてみてほしいと思います。

医療はもちろん頼るべきものですが、依存するものではないのです。

あなたの人生を主体的に考えて活用する、医療者にも力を与える、そんな自分の「人生に責任を持つ」素敵な方が増えてくださることを願っています。

最後に、このような本の執筆につながる機会をつくっていただいた株式会社ういずあっぷの芝蘭友さん、常に励ましの言葉をいただきながら、本の完成まで導いてくださった遠藤励起さんに感謝いたします。

この場を借りて、お世話になった多くの医療関係の皆様に御礼を申し上げます。

医療に関わって嫌な思いをしたという方にも、これからの医療の進化につなげたいという思いが伝えられたら、そして、読んでくださったあなたの生き方を考えるお役にたてれば一番の喜びです。

永井弥生

【参考文献】

◎第1章　備える力

感染症自衛マニュアル　佐藤昭裕（SBクリエイティブ）
自律神経を整える「長生き呼吸法」　小林弘幸（アスコム）
腸内細菌を味方につける30の方法　藤田紘一郎（ワニブックス）
1分脳活　白澤卓二（自由国民社）
ブレインメンタル強化大全　樺沢紫苑（サンクチュアリ出版）
スタンフォード式最高の睡眠　西野精治（サンマーク出版）
食べる投資　満尾正（アチーブメント出版）
フケ声がいやなら「声筋」を鍛えなさい　渡邉雄介（晶文社）
死ぬまで歩くにはスクワットだけすればよい　小林弘幸（幻冬舎）
薬に頼らずコレステロール・中性脂肪を下げる方法　長島寿恵（アチーブメント出版）
薬に頼らず血圧を下げる方法　加藤雅俊（アチーブメント出版）
超一流、二流、三流の休み方　新井直之（あさ出版）
読書する人だけがたどり着ける場所　斎藤孝（SBクリエイティブ）

◎第2章　客観視する力

人生を変える記録の力　Daigo（実務教育出版）
超一流の書く習慣ノート術　青木仁志（アチーブメント出版）

一流の達成力　原田隆史（フォレスト出版）
反応しない練習　草薙龍瞬（KADOKAWA、中経出版）
ずっとやりたかったことをやりなさい　ジュリア・キャメロン（サンマーク出版）
ブレインメンタル強化大全　樺沢紫苑（サンクチュアリ出版）
どんな怒りも6秒でなくなる　安藤俊介（星雲社）
13歳からのアート思考　（ダイヤモンド社）
FACTFULLNESS　ハンス・ロスリング、オーラ・ロスリング（日経BP）
独学大全　読書猿（ダイヤモンド社）

◎第3章　対話する力

優位にたてる「刑事力」コミュニケーション　佐々木成三（小学館）
その聴き方では部下は動きません　岩松正史（朝日新聞出版）
「グチ活」会議　仁科雅朋（日本経済新聞出版）
医者は患者の何をみているか　國松淳和（筑摩書房）
医者の本音　中山祐二郎（SBクリエイティブ）
医者と病院をうまく使い倒す34の心得　山本健人（KADOKAWA）
賢い患者　山口育子（岩波書店）
マンガでやさしくわかるアサーション　平木典子（日本能率協会マネジメントセンター）
一流患者と三流患者　上野直人（朝日新聞出版）
医療現場の行動経済学　大竹文雄、平井啓（東洋経済新報社）

医療メディエーション　和田仁孝、中西淑美（シーニュ）

◎第4章　自己責任力

諦める力　為末大（プレジデント社）
私は真実が知りたい　赤木雅子、相澤冬樹（文藝春秋）
ぼくの「星の王子さま」へ　勝村久司（幻冬舎）
医療安全への提言　上田裕一、神谷恵子他（日本評論社）
大学病院の奈落　高梨ゆき子（講談社）
ルポ医療事故　出河雅彦（朝日新聞出版）
患者目線の医療改革　渡辺英克（日本経済新聞出版）
クレーム対応完全撃退マニュアル　援川聡（ダイヤモンド社）
覚悟の磨き方　超訳・吉田松陰　池田貴将（サンクチュアリ出版）

◎第5章　生きる力・死ぬ力

あした死ぬかもよ？　ひすいこたろう（ディスカヴァートゥエンティワン）
老いる意味　森村誠一（中央公論新社）
死ぬときに後悔すること25　大津秀一（新潮社）
後悔しない死の迎え方　後閑愛美（ダイヤモンド社）
今、ここを生きる勇気　岸見一郎（ＮＨＫ出版）
いい気分はすべてを変える　枡野俊明（ソシム）

小さいことにくよくよするな　リチャードカールソン（サンマーク出版）
穏やかな死に医療はいらない　萬田緑平（朝日新聞出版）
僕はやっと認知症のことがわかった　長谷川和夫（ＫＡＤＯＫＡＷＡ）
より良き死のために　アルフォンス・デーケン（ダイヤモンド社）
サーチ・インサイド・ユアセルフ　チャディー・メン・タン（英治出版）
在宅ひとり死のススメ　上野千鶴子（文藝春秋）

◎第6章　これからの医療
LIFE　SPAN　デビッド・A・シングレア、マシュー・D・ラプラント（東洋経済新報社）
LIFE SHIFT　リンダ・グラットン、アンドリュー・スコット（東洋経済新報社）
10年後、君に仕事はあるか？　藤原和博（ダイヤモンド社）
未来の医療年表　奥真也（講談社）
コロナ禍で暴かれた日本医療の盲点　島田眞路、荒神裕之（平凡社）
新型コロナで医療が変わる　武藤正樹（日本医学出版）
新型コロナの科学　黒木登志夫（中央公論新社）
新型コロナに立ち向かう１００の技術　日経ＢＰ編（日経ＢＰ）
丁寧に考える新型コロナ　岩田健太郎（光文社）

＜著者プロフィール＞

永井 弥生（ながい やよい）

医学博士 / オフィス風の道 代表。

群馬県出身。山形大学医学部卒業後、群馬大学病院等に皮膚科医師として勤務。皮膚科准教授となり延べ 20 万人以上を治療。女性医師としては日本唯一の医療メディエーター協会シニアトレーナーとしても活動。

群馬大学病院勤務時の 2014 年、医療安全管理部長として腹腔鏡下肝切除術における医療事故を指摘。70 件を超える遺族対応、マスコミ対応などをこなし、3年半にわたり院内の改革に取り組む。読売新聞の論点スペシャルや、報道記者の著書『大学病院の奈落』でもその軌跡が記されている。群馬大学病院では女性医師支援部門責任者、群馬大学男女共同参画推進室副室長にとして女性支援に関わる代表も務めた。

医療コンフリクトマネジメントの第一人者として、講演活動にも力を注ぎ、受講者は 18,000 名、セミナー受講者は 800 名を超える。コンフリクトに関するコラムは Yahoo!　ニュースにも掲載され、医師の 80%、30 万人が登録する日本最大規模の医療サイト「m3.com」のコラム、またフジサンケイビジネスアイ「高論卓説」コーナーも担当した。

現在、医療と社会をつなぐとともに「人生のリスク」への対応の必要性を感じ、「オフィス風の道」を設立。「自分の人生に責任を持て」という理念のもと、ストレスで悩む人たちに自分軸を持った人生を送るための活動を指南している。

また、様々な業種の企業 10 社以上の嘱託産業医としても活動している。1 年に 300 冊の本を読む読書家でもある。

オフィス風の道　https://kazeno-michi.com/

これからの医療
5つの「患者力」が、あなたと医療を守る!

2021年6月6日　　初版第1刷発行

著　者　　永井 弥生
発行者　　池田 雅行
発行所　　株式会社 ごま書房新社
〒102-0072
東京都千代田区飯田橋 3-4-6
新都心ビル 4F
TEL 03-6910-0481(代)
FAX 03-6910-0482
企画・編集協力　　遠藤 励起
カバーデザイン　　(株)オセロ 大谷 浩之
DTP　　ビーイング 田中 敏子
印刷・製本　　倉敷印刷株式会社

ISBN978-4-341-08790-6 C0047